协和专家＋协和妈妈圈 干货分享

产后恢复

马良坤 编著
北京协和医院妇产科主任医师、教授
国家卫计委围产营养项目组专家

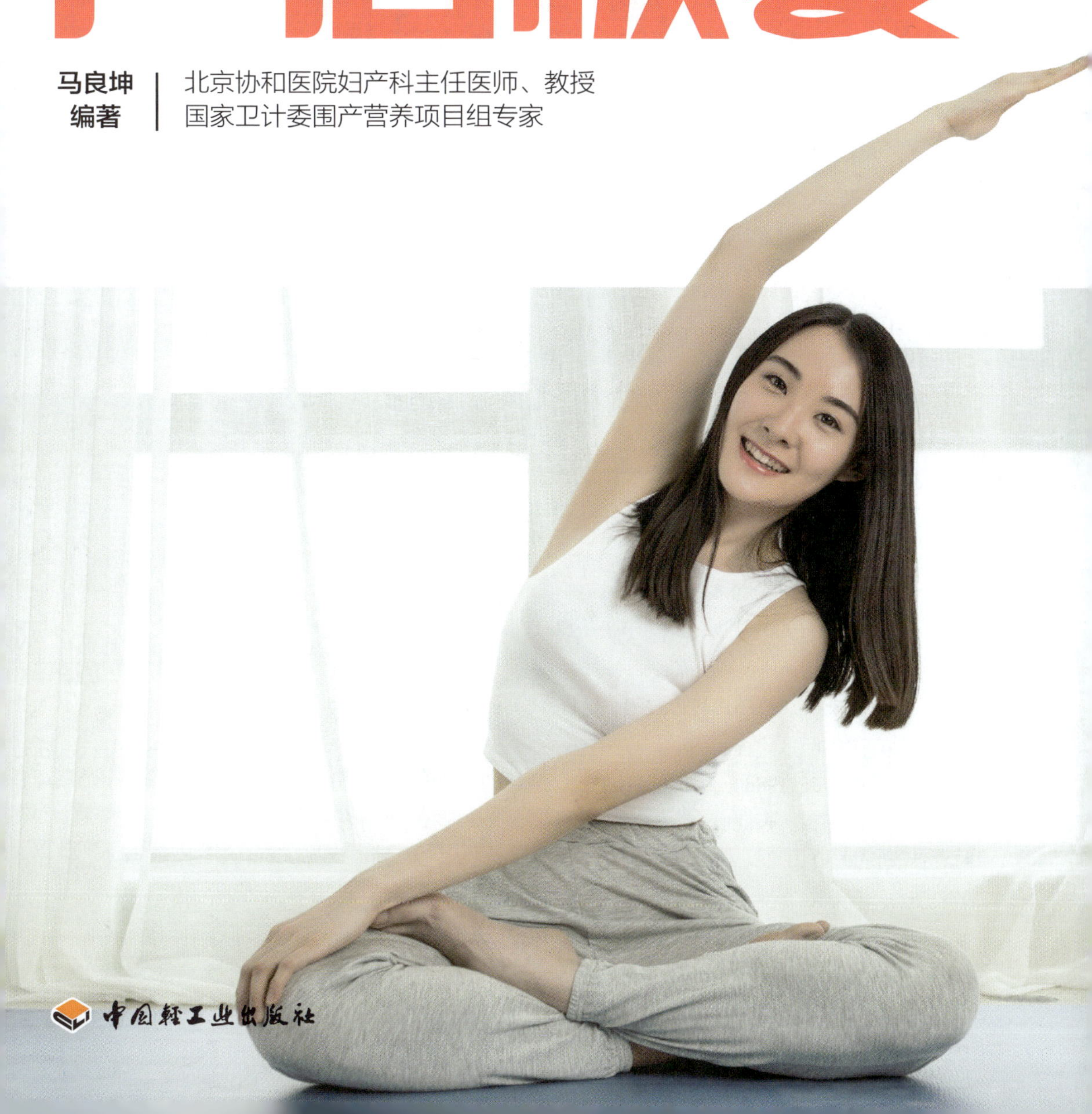

中国轻工业出版社

图书在版编目（CIP）数据

协和专家 + 协和妈妈圈干货分享．产后恢复 / 马良坤编著．—北京：中国轻工业出版社，2025.8
ISBN 978-7-5184-1717-9

Ⅰ.①协… Ⅱ.①马… Ⅲ.①产褥期—妇幼保健—基本知识 Ⅳ.①R715.3

中国版本图书馆 CIP 数据核字（2017）第 292645 号

责任编辑：付　佳　　责任终审：唐是雯　　整体设计：悦然生活
策划编辑：翟　燕　付　佳　　责任校对：李　靖　　责任监印：张京华

出版发行：中国轻工业出版社（北京鲁谷东街 5 号，邮编：100040）
印　　刷：北京博海升彩色印刷有限公司
经　　销：各地新华书店
版　　次：2025 年 8 月第 1 版第 10 次印刷
开　　本：720×1000　1/16　印张：13
字　　数：250 千字
书　　号：ISBN 978-7-5184-1717-9　定价：39.80 元
邮购电话：010-85119873
发行电话：010-85119832　010-85119912
网　　址：http://www.chlip.com.cn
Email：club@chlip.com.cn

251349S3C110ZBW

前言
preface

孕妈妈在孕期要忍受各种妊娠反应，可能会有“过来人”分享经验，说“生完孩子就好了”，其实生完孩子也没变轻松，会更忙碌。

因为对新妈妈来说，“怀胎十月一朝分娩”使她们从生理到心理都经历了巨大的改变，特别需要产后修复、调养、重塑。如果产后恢复不好，不仅让形态、位置、功能都发生改变的各系统、器官复位缓慢，还增加了产褥感染、产后乳腺炎、子宫脱垂、产后贫血等发生的概率。同时，“补”出来的体重，回不去的大肚子，粗了一大圈的臂膀、臀腿，都让产后妈妈徒增烦恼。所以，新妈妈抓紧产后时间精心调理，是产后不落病、重塑好身材的重中之重。

为了让新妈妈们完美度过人生中这个重塑体质的重要阶段，本书特别请北京协和医院妇产科马良坤大夫指导新妈妈如何科学有效地进行产后恢复，同时邀请在协和建档、分娩的三位妈妈与大家分享产后恢复的经验心得，陪伴新妈妈面对和解决产后恢复中可能遇到的各种问题。

本书从月子护理到产后瘦身，将逐周、逐月给予科学、专业的指导。不管是顺产妈妈还是剖宫产妈妈，都能通过饮食智慧、生活细节、安全运动等方面，找到最适合自己的产后恢复计划，还特别为新妈妈推荐了产后恢复必不可少的营养素和补益食材，方便家人贴心照顾。

同时，针对孕产对女性身体和心理造成的影响给出了格外的呵护方法，如产后乳房、子宫、骨盆、肌肤护理等。另外，对于女性产后常见不适症，如恶露不尽、产后便秘、产后乳腺炎、产后抑郁等也给出了指导调理的方法。

希望不管是顺产妈妈还是剖宫产妈妈，不管是一孩妈妈还是二孩妈妈，都能从书中找到最适合自己的产后恢复方法，让新妈妈们可以在享受与宝宝的甜蜜时光中，轻松愉快地恢复好身体。

目录 CONTENTS

Part 2 科学护理，快速恢复正常生活

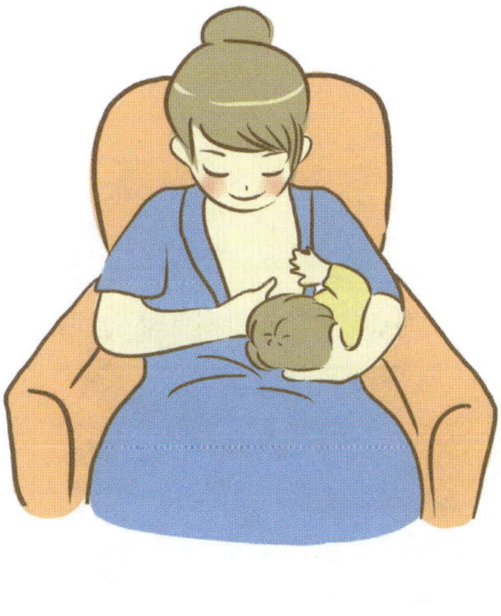

Part 3

按阶段进补，增强体质恢复完美状态

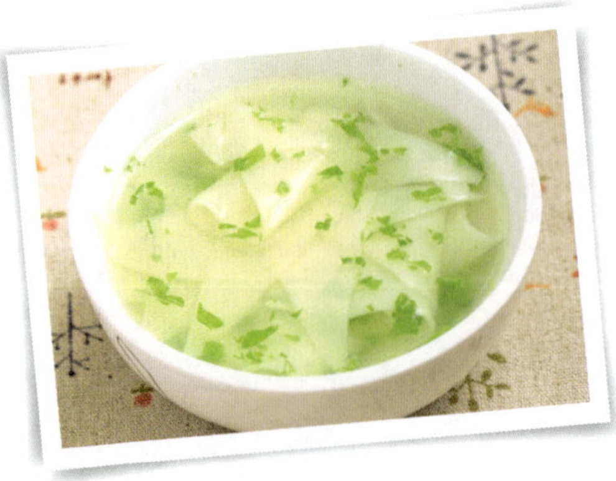

Part 4

产后恢复必不可少的营养素和补益食材

一定要重点看

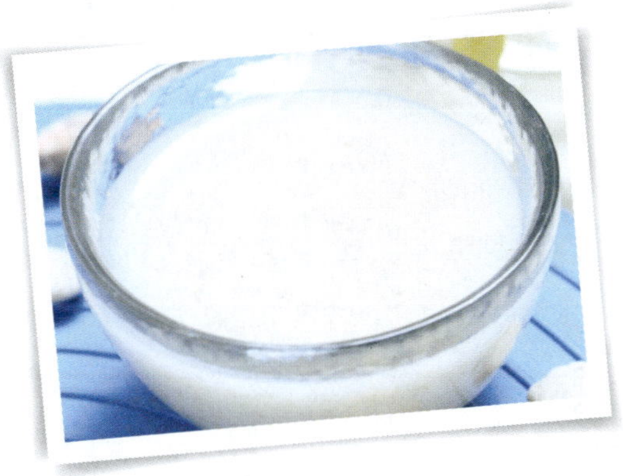

Part 5 调理疾病与不适，产后不落病

Part 7

产后恢复子宫，重塑健康抗衰老

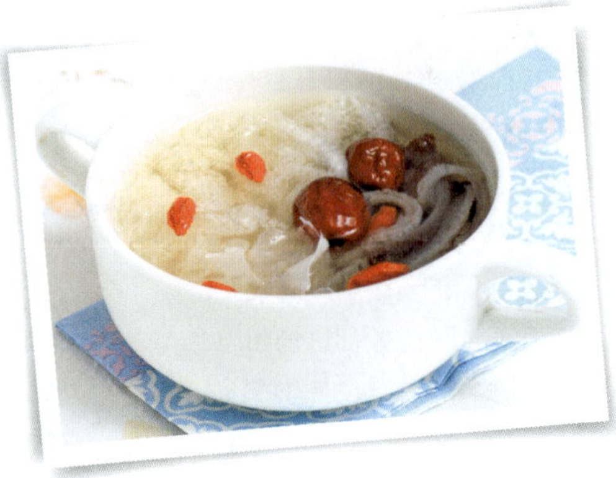

Part 8

产后复位骨盆瘦腰腹，重塑个人气质

Part 9

产后肌肤护理，做时尚靓妈

北京协和医院妇产科医生和“协和妈妈圈”达人精彩亮相

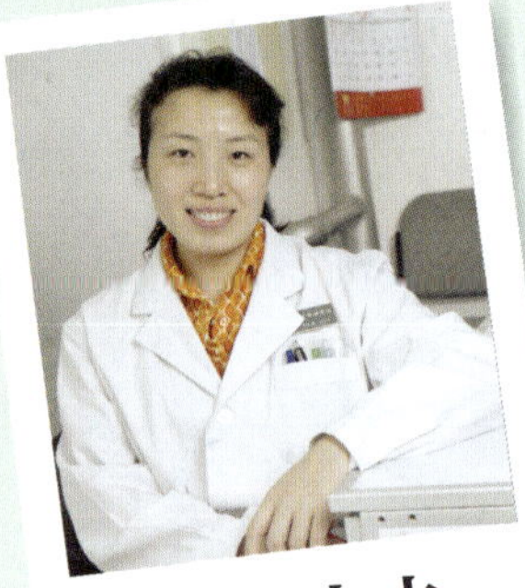

马良坤大夫

本书特邀主编、高龄二孩妈妈

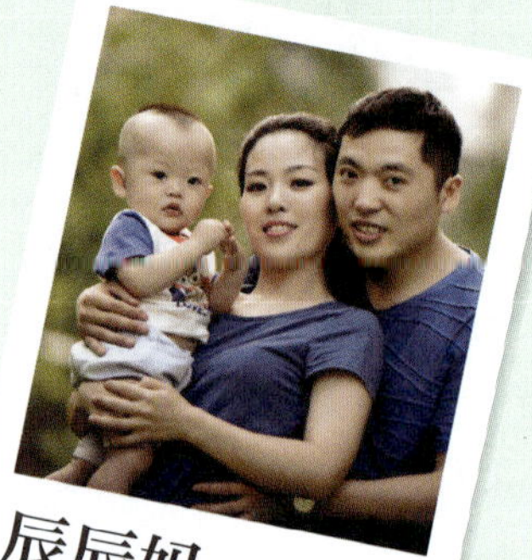

辰辰妈

80 后职场妈妈

身份介绍

北京协和医院妇产科主任医师、教授，国家卫计委围产营养项目组专家、中国女性健康公益联盟专家委员会专家。

本书邀请理由

我作为高龄产下二孩的妈妈和妇产医生，更能体会产后恢复对女性的重要性。可以说，产后恢复得好，不管是身体素质还是身姿体态都可能优于孕前。我希望通过编写本书，给妈妈们以饮食、运动、生活细节等多方面的科学指导，让产后妈妈们轻松愉快地恢复好身材，不落病根。

身份介绍

职场时尚辣妈，主张家庭、事业两手抓，6 个月产假之后就重返职场。

本书邀请理由

我是产后 6 个月就结束产假正常上班了，同事见到我的第一面就感慨道：“你怎么跟生娃前一个样儿呢？”确实，等我上班的时候，身材基本上就恢复到产前了。所以，我想借助本书，把产后如何恢复身材的心得与大家分享一下，给产后身材严重走形的职场妈妈们以鼓励，要相信做好产后恢复，你也能和我一样。

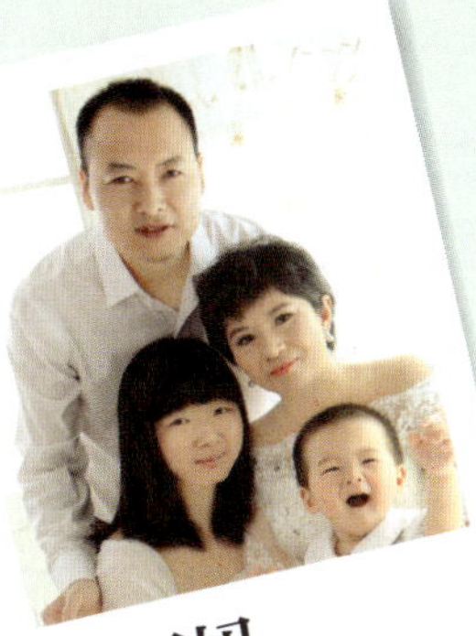

宝石妈

70 后二孩妈妈

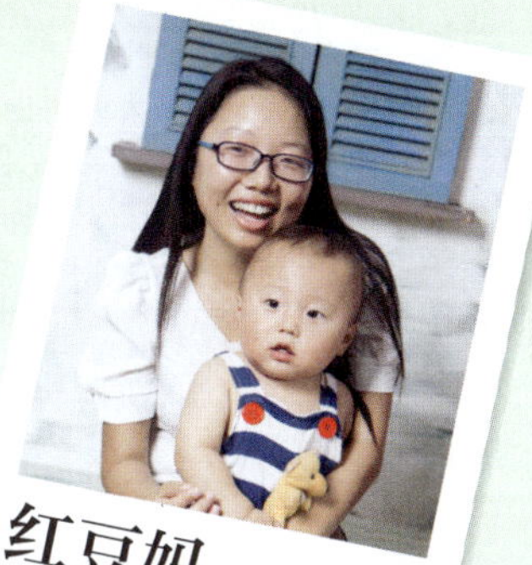

红豆妈

85 后职场妈妈

身份介绍

私企老板，生二宝时 39 岁，名正言顺的高龄产妇，大女儿 17 岁，小宝宝已经两岁多了。

本书邀请理由

作为一位高龄二孩妈妈，最有资格说一说产后恢复的心得了。不管是生完大宝还是生完二宝，都没有觉得生完孩子就完事儿了，因为接下来是“怎么面对生完孩子的自己”这个大问题，可能你看不见“被撑大的子宫”“被打开过度的骨盆”，但是腹部下垂的肉却是真实可见，面色憔悴、掉头发、失眠都深有体会。所以，我积极参与到本书的编写中，将我产后恢复切实有用的经验在此分享给大家。

身份介绍

编辑，作为职场妈妈，一直坚持女人要有自己的事业，6 个月产假之后就重返职场。

本书邀请理由

很多职业女性都是怀孕了仍然坚持工作，产假结束就立马返回职场，我也是其中一员，所以格外注重如何能抓紧产假 6 个月让身体状态恢复到产前。这也是我想与大家分享的成果，希望大家都能以完美的状态回归职场。

注：高龄产妇是指受孕时 34 岁以上、生产时超过 35 岁的孕妈妈。

绪 产后0～6个月，逐周、逐月调理恢复

马大夫特别叮嘱

产后第1个月不要做过度的腹压运动，如上身的负重下蹲，伸展运动。

产后第1周

新妈妈身体极其虚弱，肠胃消化吸收尚在“休眠”中，子宫正在强力收缩，恶露大量排出。饮食上以清淡、易消化的流食为主，顺产新妈妈在产后6～12小时可以起床轻微活动；产后第2天室内随意走动。如果是侧切或剖宫产新妈妈，产后第3日再开始轻微活动。

产后第2周

伤口逐渐愈合，胃口明显好转。顺产新妈妈可以做做简单产褥操，促进血液循环，帮助恶露排出和子宫收缩。

产后第3周

新妈妈已逐步恢复，母乳质量趋于稳定，只要产后调补得宜，奶水就会源源不绝。可以做整套产褥操，会阴侧切的新妈妈伤口已经没有明显的疼痛感了，但剖宫产新妈妈的伤口还是会出现疼痛，运动要视自身情况而定。

产后第4周

新妈妈肠胃功能逐渐恢复正常了，可以适当增加一些营养，但是仍然不要吃得过多，以免给肠胃造成负担。坚持做产褥操，可以促进子宫、腹肌、阴道、盆底肌的快速恢复。

产后第2个月

重点选择高蛋白、低脂、高膳食纤维的食物，保持热量平衡以控制体重，又不影响哺乳。重视产后42天检查，医生确定盆底没有过度损伤、没有早期的膨出脱垂现象时，可以开始增加腹压运动。

产后第3个月

这时消脂食材可以帮上忙，忌吃太多糕点、饼干、果脯、冰激凌等零食。运动瘦身计划提上日程，规律健身，以增强身体素质，塑造优美体形。

产后第4个月

建立增强饱腹感的饮食习惯，帮助瘦身。坚持运动计划，养成运动习惯。

产后第5个月

可以加大运动强度，进行力量训练，有针对性地进行胸、腰、腿等部位的运动锻炼。处于哺乳期的新妈妈要保证营养均衡、乳汁充沛，忌节食减肥。

产后第6个月

产后瘦身的黄金期，一定要把握好这一良机，均衡饮食，控制热量。这时身体新陈代谢的速度基本恢复正常，游泳、健美操都是不错的选择。

分娩，让身体经历一场从内而外的巨变

子宫的变化

子宫

胎盘排出后，子宫体即收缩至胎头大小，呈前后略扁的球形，以后随着子宫肌纤维迅速变小，水肿和充血消退，子宫逐渐缩小。子宫底在耻骨联合上 12 ~ 15 厘米处，产后第 5 天时，子宫底在耻骨联合上 7 ~ 10 厘米处，产后 12 天入盆，在腹部已不易被触及。子宫的重量在产后第 1 周末减至 500 克，第 2 周末减至 350 克，8 周时达正常子宫的重量。

子宫内膜

胎盘和胎膜会从蜕膜海绵层外部与子宫壁分离而被娩出。留下来的海绵层则厚薄不一，遗留的蜕膜组织随恶露排出，基底部则经过再生而形成新的子宫内膜功能层。在产后 10 天，宫腔内其他部分均有新生的子宫内膜生长。

子宫颈

分娩结束时子宫颈前壁较薄，皱起如袖口，松弛、水肿、呈紫色，1 厘米厚、3 ~ 6 厘米长。18 小时内快速缩短、变硬，恢复正常形状。

阴道和会阴的变化

分娩时阴道不断扩张，产后阴道黏膜水肿，弹性变差，阴道口松开；会阴可能会因为分娩撕裂或有侧切，一般 2 ~ 3 周后才逐渐恢复。

泌尿系统的变化

分娩会给泌尿系统带来巨大压力，因此产后会出现排尿不畅、尿失禁等问题。另外，怀孕时潴留在体内的水分，产后最初几天也会通过排尿排出体外，从而出现排尿增多的情况，大约 1 周后会恢复。

骨盆的变化

怀孕时，激素的改变使骨盆的韧带、肌肉等弹力组织部分松弛，分娩时让骨盆打开达到最大幅度；分娩时，为了让胎儿顺利通过，骨盆关节往往会因用力过猛进一步分开，甚至可能造成关节、韧带、肌肉的拉伤，更容易造成关节部位的扭转、牵拉、碰挫等，导致骨盆变形。产后 2 周左右，因分娩而最大限度松弛的骨盆弹力组织将开始慢慢恢复。

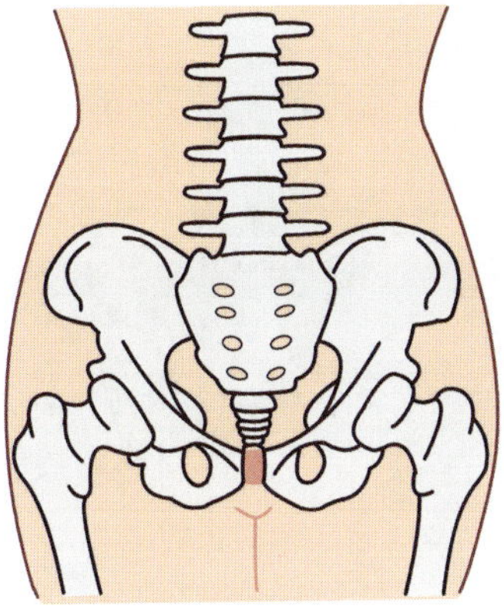

正常骨盆状态：
骨盆的下端是夹起来的
可以明显看出，大腿骨是向下、向内收
底盆面积狭小
臀部紧实

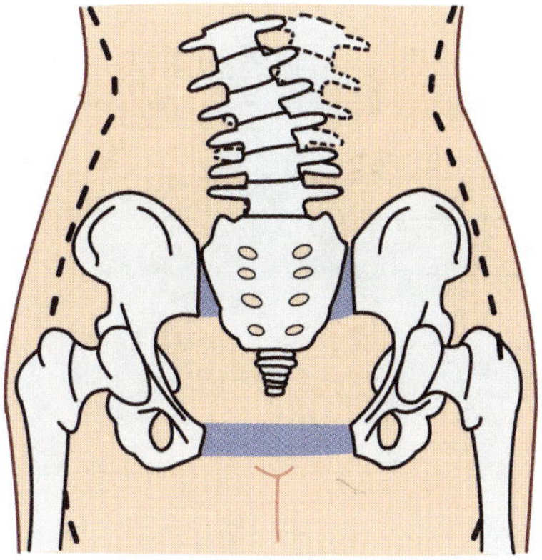

产后骨盆状态：
骨盆下端有明显的距离
可以明显看出，大腿骨几乎平行
底盆面积被撑大
臀部变大

乳房的变化

产后体内会产生催乳素，开始出现初乳，随着宝宝吸吮乳汁，会刺激新妈妈的脑垂体，促进催乳素不断分泌，乳汁越来越充盈。乳房可能因为变大、变重而出现下垂。产后如护理不当，容易发生乳腺炎。

消化系统的变化

由于生理原因，产后新妈妈食欲会下降。月子中运动量不足，胃肠蠕动减弱，容易出现便秘的困扰。通常产后 1 ～ 2 周会得到缓解。

身姿体态的变化

产后肥胖往往是孕期肥胖的延续。女性在孕期，为满足胎宝宝的生长需要，大幅度增加营养摄入，而且随着体内激素的变化，肠胃蠕动变慢，新陈代谢减慢，从而导致体重增加。加上坐月子期间摄入了比较多的高脂肪、高蛋白食物，运动较少，因此无法及时代谢掉多余的脂肪，很容易导致产后肥胖。

上臂、大腿、腰腹部、背部、臀部是产后妈妈最容易囤积脂肪的部位，产后运动有助于这些部位的脂肪消除。

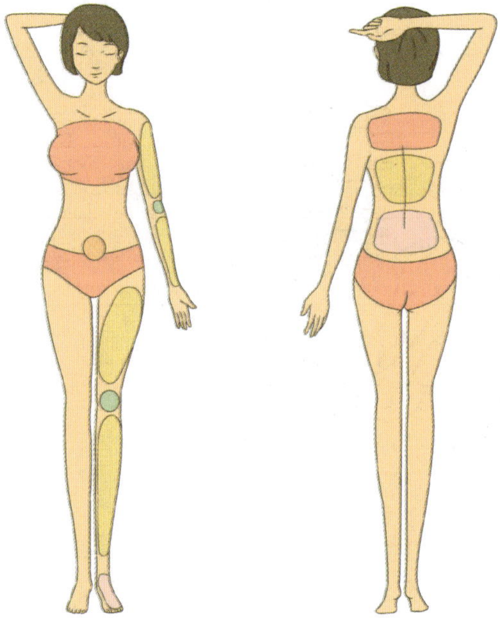

肌肤的变化

妊娠纹

孕期随着胎儿的成长，腹部不断扩张，腹部肌肤的真皮层被拉伤甚至拉断，丧失肌肤弹性，造成分娩后腹部肌肤松弛、下垂，出现很难消除的妊娠纹。

妊娠斑

女性怀孕后，由于体内激素的改变，分泌黑色素细胞激素增加，从而黑色素合成增加。同时，体内黄体酮和雌激素增加，造成孕妈妈面部容易出现色素沉着。一般来讲，产后恢复良好，半年左右妊娠斑就会逐渐减退或消失。

Part 1

产后恢复是女人改善体质的黄金期

女性如果产后缺乏调养，不仅体形很难恢复到产前，而且乳腺炎、子宫脱垂、附件炎等女性常见疾病也会在产后高发。因此，产后妈妈要抓住产后恢复重塑体质。

产后恢复首先要坐好月子

为什么一定要坐月子

月子是产褥期的通俗说法，指的是从分娩结束至身体恢复到孕前状态的这段时间，科学的坐月子时间要持续 42 天。新妈妈由于经历了长达十几个小时的分娩，体力大量透支，身体变得极为虚弱，因此需要在月子期进行精心养护和调理，让身体更快、更好地复原，恢复正常生活。

新妈妈在生产时子宫颈和外阴会变得松软、充血、水肿，且子宫内膜会出现创口和剥落，可能会有会阴部的撕裂、侧切，如果是剖宫产，还会留有手术伤口，这些都需要月子期间的调养。一般情况，外阴恢复需要十几天，子宫恢复需要 42 天左右，而子宫内膜的完全复原需要 56 天左右。

坐好月子 3 步调理原则

第 1 步 化瘀血、生新血，排恶露

恶露是分娩后由阴道排出的分泌物，它含有胎盘剥离后的血液、黏液、坏死的蜕膜组织和细胞等物质。新妈妈这一阶段的调理重点是促进子宫收缩，尽快使恶露排出。同时可以进食一些活血化瘀的食物，有助于生新血、促进恶露排出，帮助身体尽快恢复。

第 2 步 调理脾胃，促进乳汁分泌

母乳喂养是所有新妈妈的愿望，所以月子期间要做好脾胃调养，这样后续进补的营养才能被身体更好地吸收，转化成充沛的乳汁，为宝宝提供充足的营养。

第 3 步 补气、养血、养肾

气血充足有助于促进各腑脏器官的恢复，还有助于促进乳汁分泌，所以在调理好脾胃的基础上开始侧重于补气、养血。同时还要补肾强腰，加强骨盆和卵巢功能的恢复，预防产后腰痛及脱发等症状。

新妈妈的坐月子清单

坐月子期间妈妈和宝宝需要用到的一些物品提前准备好，有利于新妈妈更安心地坐月子。

宝宝用品清单

用品	数量	备注
连体裤	2套	
帽子	1个	
隔尿垫	2条	防渗、吸水
尿布	若干	勤换洗，保持干爽
纸尿裤	若干	合身、透气
婴儿棉被	1条	因季节不同而增减
睡袋	1条	依季节不同而选择
婴儿床	1个	选择能拆装的
婴儿专用湿巾、小毛巾	若干	
棉棒	1盒	清洁肚脐、眼睛、耳道与鼻腔
奶瓶、奶嘴	2套	奶嘴可准备多个
消毒器具	1套	
婴儿盆	2～3个	洗脸、洗屁股用
婴儿澡盆	1个	
围嘴	2个	
婴儿指甲剪	1个	
婴儿沐浴露	1瓶	给宝宝洗澡用
婴儿专用衣服清洗剂	1瓶	给宝宝清洗衣物

妈妈用品清单

用品	数量
纯棉的哺乳睡衣	2件
哺乳胸罩	2件
防溢乳垫	若干
内裤	4件
产妇专用卫生巾	4包
带跟软底鞋	1双
棉袜	3双
热水袋	1个
吸奶器	1个
乳头霜	1瓶
湿巾、毛巾、纱布	若干

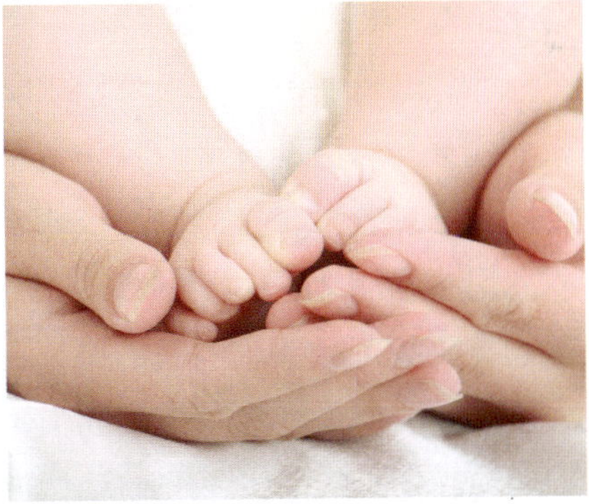

一定要重点看

走出坐月子误区，促进产后恢复

捂月子

老人们认为，坐月子是要捂的，比如不能外出、要把头包住、不能开窗、大夏天也要捂严实。对于这些，新妈妈可以不必全都遵守。因为不管哪个季节都需要新鲜的空气，否则容易得感冒。而通风是一种简便、有效的空气消毒方法，可以减少居室内的病菌。

因此，主张把门窗关得紧紧的来“捂月子”是不科学的。不过要注意的是，在通风的时候新妈妈和宝宝要换到另一个房间去，或只开一扇窗户，避免对流风直接吹到新妈妈和宝宝。

不能刷牙和梳头

老一辈人认为，月子里刷牙和梳头会让牙齿过早松动和头皮疼痛。其实产后完全可以和平时一样每天都刷牙和梳头。

刷牙可以清洁牙齿，预防各种口腔疾病。不过要注意，最好选择软毛的牙刷，用温水刷牙。

梳头能刺激头皮的血液循环，帮助头发生长。但需要注意梳子的齿不要过于尖锐，梳长头发时不要使劲拉拽。梳头应早晚进行，早上起床洗漱完毕后梳头，晚上入睡前梳头。

不能洗澡，也不能洗头

这是现代新妈妈最不能忍受的禁忌之一了。但老一辈人认为，月子里不能洗头、洗澡，否则容易受风寒侵袭，将来会头痛、身体痛，这种说法其实欠妥当。在以前，由于家居环境和经济条件的限制，房子密封性不好，也没有热水器、空调、浴霸、暖气等，洗头或洗澡可能会受凉，但现在一般没有这样的问题了。

不管是哪个季节，如果伤口愈合了，家里又有洗浴的条件，都可以洗头或洗澡。只要注意水温合适，洗后赶快擦干身体，及时穿好衣服，以免受凉感冒。如果头发未干，不要急着扎起来，也不要马上躺下睡觉，否则湿邪容易侵入，有可能引起头痛、颈项痛等。

大量吃鸡蛋

新妈妈分娩时体力消耗很大，产后需要补充营养，而鸡蛋就是很好的滋补食品，其蛋白质含量高、脂肪含量低，还够软，适于月子里食用。

但是，任何食物都要控制食用量，过犹不及。新妈妈产后胃肠道蠕动能力较差，胆汁排出也受影响，如果过量食用鸡蛋，身体不但吸收不了，还会影响肠道对其他食物的摄取。蛋白质在胃肠道内停留的时间过长，还容易引起腹胀、便秘，所以每天 2 个鸡蛋足矣。

不能吃蔬菜、水果

很多老人认为，蔬菜、水果大多为凉性的，月子里吃蔬菜、水果会伤到脾胃和牙齿。这是不科学的，现代医学认为，蔬菜、水果含有丰富的维生素，有益于产后身体的恢复和乳汁的分泌，尤其是维生素 C 具有止血和促进伤口愈合的作用。而且蔬菜和水果中含有的膳食纤可以促进胃肠蠕动，有利于产后通便。所以，月子期间仍然需要适量吃水果，但是要注意食材的新鲜和卫生，不要吃从冰箱刚取出的水果，最好放至室温后食用。

多喝红糖水

很多老人认为，红糖水能补血，还能促进恶露的排出。但红糖水也不是喝得越多越好，一般产后喝红糖水的时间以 7 ~ 10 天为宜，否则会导致恶露增多，引起慢性失血性贫血。

不能吃盐

有的地方坚持老传统不让新妈妈月子里吃盐，认为吃盐会没奶水，这是没有科学依据的。产后确实不宜吃过咸的食物，因为产后体内潴留大量水分，过多的盐分会加重水肿。但并不是完全不吃盐，如果一点盐都不吃，就不能保证人体对钠的正常需要量，新妈妈会出现乏力、气短等现象。

适量的盐对新妈妈是有好处的，新妈妈在产后的前几天身体会出很多汗，乳腺分泌也很旺盛，体内容易缺水、缺盐，所以还是要适当补充盐分，但是要清淡少盐。

不能下床活动

以前老观点是，一个月内不能下床活动，这样身体才能恢复得快、恢复得好，现在大家都知道这是不可取的。正常分娩、会阴侧切的新妈妈和剖宫产的新妈妈产后 3 天都可以下床活动，顺产无侧切的新妈妈产后 24 小时可以下床活动。如果一个月卧床不起，肯定会让产妇没有食欲、没有力气，有可能还会导致便秘、子宫内膜炎，甚至可能产生血管栓塞性疾病。

产后恢复好
可帮助去除身体原有小毛病

女人一生中有三个改善体质的黄金期：青春期、产后和更年期。尤其是产后，更是女人改善体质的重要阶段，产后恢复得好也会让更年期受益。

国际权威机构调查显示，女性如果产后缺乏调养，体形很难恢复到产前，各类疼痛症状发生率会增加 30%，乳腺炎、子宫脱垂、附件炎等女性常见疾病也会在产后高发。正因为如此，新妈妈如果在产后能好好调养，原本有的一些妇科病和原发性痛经、月经不调以及手脚冰冷的情况都会得到改善。

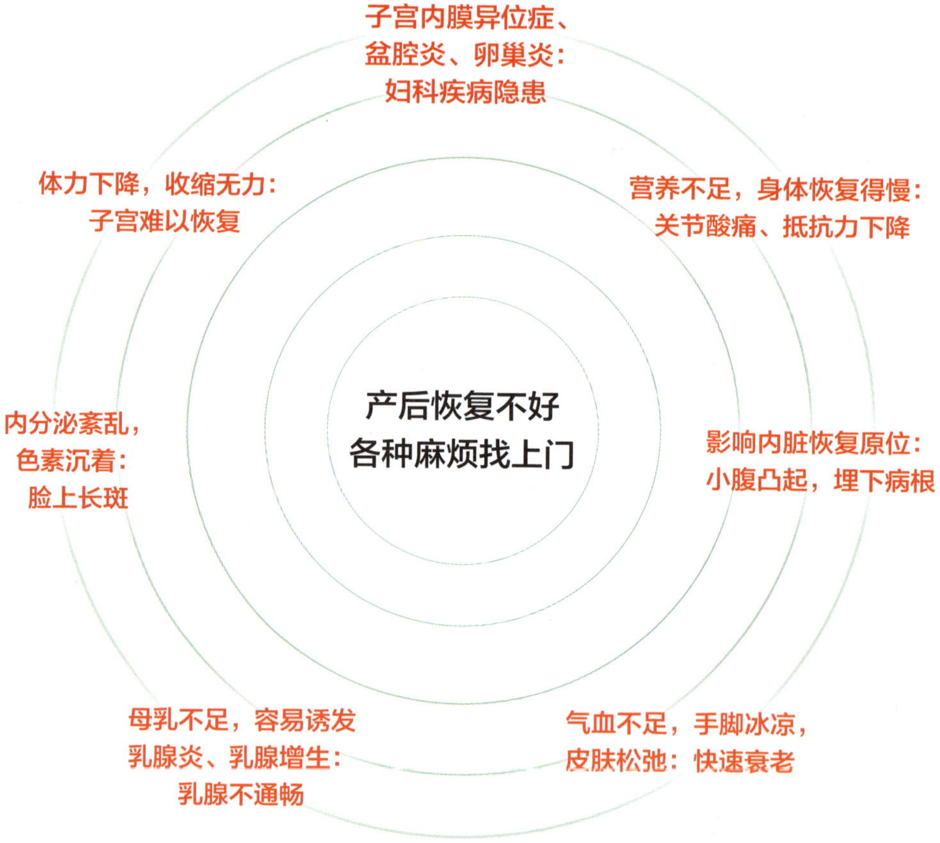

产后恢复
不可忽略的 3 个心理调适时期

依赖期 产后 1 ~ 3 天

新妈妈心理	调适重点
☆关注自身的基本需求，如食物、水、睡眠等，较少关注新生儿。 ☆常思考自己的新角色——妈妈。 ☆喜欢向别人谈论妊娠、分娩过程。 ☆看着自己的宝宝经常会产生“真的生完了吗”“真的是我的孩子吗”等怀疑的想法。	☆安静休息，恢复体力。 ☆鼓励新妈妈说出疑惑。 ☆帮助新妈妈认识到孕期已经结束。

依赖—独立期 产后 4 ~ 14 天

新妈妈心理	调适重点
☆显示出自我保护的能力。 ☆关注重点转移到宝宝身上。 ☆担心自己做妈妈的能力，怕照顾不好宝宝。	☆教新妈妈护理宝宝的方法。 ☆让妈妈实践，给予肯定。

独立期 产后 14 天以后

新妈妈心理	调适重点
☆放弃了对宝宝的幻想，接受了现实中的宝宝。 ☆过渡到妈妈的角色。 ☆可能因如何带孩子与长辈发生冲突。	☆新爸爸与新妈妈共同分享育儿的快乐与责任。 ☆养育孩子是父母最直接的责任，隔辈亲属协助而不主导。

产后恢复不落病的生活细节

居室每天通风，保持合适的温度、湿度

产后新妈妈的体力和抵抗力都比较弱，居住环境对新妈妈的身体恢复有很大影响。总的来说，夏天居室内不要太热，冬天不要太冷，温度要保持恒温，这样有利于新妈妈的身体恢复。

居室内比较适宜的温度应在 22 ~ 24℃，湿度应在 50% ~ 60%。并要保持居室内空气清新，每天通风 2 次，每次通风 20 分钟。如果还在月子期，居室通风时要让新妈妈和宝宝到其他房间休息，特别注意不要吹对流风，以免受风感冒。舒适的环境不仅能使新妈妈心情愉悦，还能预防多种月子病的发生。

注意护眼，不要长时间看书、看手机、看电视

分娩使妈妈的身体结构发生巨变，产后身体功能都处于逐渐恢复阶段，尤其需要休养，不能过度消耗，长时间看书、看电视、看手机，容易使妈妈出现视疲劳，易发生屈光不正等眼病，进而出现头痛、胸闷等症状，还可能引起腰背痛。而且哺乳的妈妈每天还要哺乳很多次，更需要保持良好的身体状态和充足的体力。

新妈妈可以适当看看电视等放松心情，缓解抑郁情绪，但要注意适可而止，尽量每天不超过 1 小时。

月子里洗澡水温以 37 ~ 40℃为宜，每次洗 5 ~ 10 分钟

如果产后新妈妈会阴部没有伤口，而且体力已经恢复，随时都可以洗澡。如果产后第 1 周洗头，要及时擦干，防止受风着凉，产后第 1 周可适当擦浴。产后第 3 周可正常洗浴，但要用淋浴，禁止盆浴，保持 20℃以上的室温，37 ~ 40℃的水温最为合适，每次洗澡时间以 5 ~ 10 分钟为宜，洗后要马上擦干身体，及时穿好衣服，以免受凉感冒。

选择连脚跟的拖鞋

新妈妈一定要注意足部保暖，特别是月子期间不要穿凉拖，夏天也要注意，应穿包脚后跟的软底鞋，以免足部着凉引起产后足跟痛或腹部不适。

产后下床活动要趁早

顺产无侧切的新妈妈产后 24 小时，会阴侧切和剖宫产的新妈妈产后 3 天便可以下床活动。如果整天躺在床上，甚至进食也在床上，不仅会使食欲减退，生殖器官恢复得慢，还可能会导致精神状态不佳、全身无力，引发器官和组织栓塞性疾病等。

产后合理运动，能增强腹肌收缩，促进子宫复原、恶露排出、增进食欲，防止尿潴留和便秘的发生。剖宫产新妈妈尽早下床活动，能防止肠粘连。

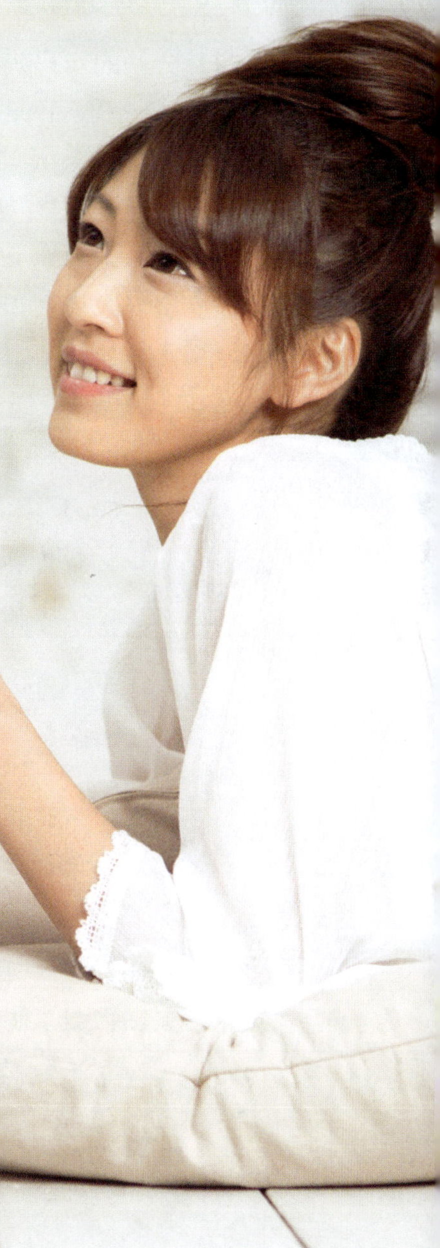

正常分娩 56 天后再开始性生活

新妈妈的生殖器官经过妊娠和分娩的变化及创伤，必须经过一段时间修复才能恢复正常，一般全面恢复需要 56 天，也就是说正常分娩 56 天后才能开始性生活。产钳助产者及手术缝合者，在伤口愈合、疤痕形成后才能开始性生活。如果是剖宫产，那就至少要等到 3 个月以后。

要保持愉快的心情

产科专家表示，我国 50% ~ 75% 的产妇会在产后变得情绪不稳定，容易哭泣，遇事焦虑，对宝宝过于担心。这时新妈妈要及时调整好心情，因为不良的心情会影响产后恢复，还有可能患上产后忧郁症。心情烦躁时可以欣赏一下窗外的风景，或想象一下宝宝长大后的模样，心情就会好起来！

顺产妈妈产后 6 ～ 8 小时坐一坐

总是躺在床上，不利于体力的恢复，还容易降低排尿的敏感度，可能会妨碍尿液排出，引起尿潴留，甚至导致血栓形成。因此，顺产妈妈在产后 6 ～ 8 小时最好起来坐一坐。

顺产妈妈按摩关元穴促排尿

自然分娩的新妈妈第一次排尿非常重要。因为膀胱受到分娩过程的挤压，导致敏感度降低，容易出现排尿困难，而充盈的膀胱会影响子宫的收缩，所以产后 6 ～ 8 小时最好进行第一次排尿，以有效防止产后尿潴留。

按摩关元穴能促进尿液排出。顺产妈妈可以用手掌以关元穴为圆心，逆时针方向摩动 3 ～ 5 分钟，然后随呼吸按压关元穴 3 分钟。

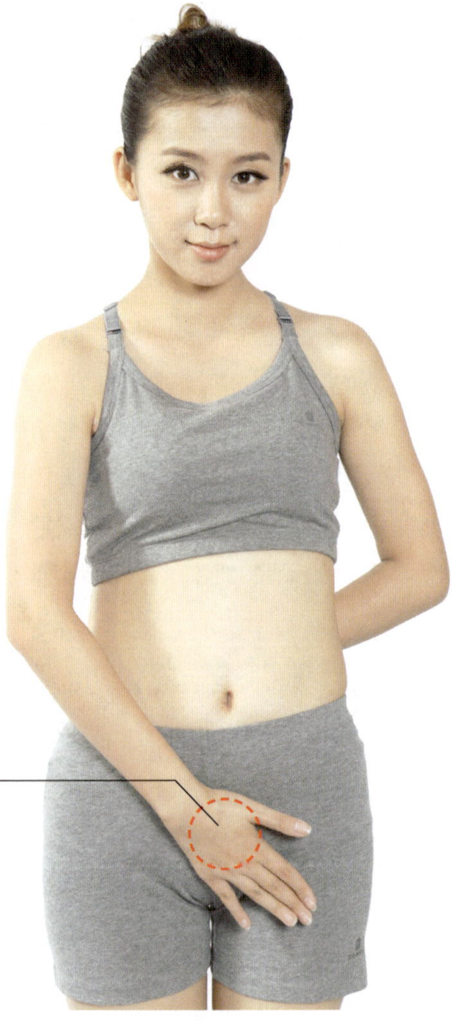

关元穴位于前正中线上，脐下3寸。

满月发汗，预防月子病

中医认为“发汗法”不仅能通经活络、恢复体力，还能调节神经、扩张周围小血管、改善微循环，所以，通过发汗既有助于排出体内毒素，还能将体内的寒气驱除体外。所以，新妈妈可以通过满月发汗达到祛寒排毒、预防月子病的作用。

满月发汗可以去汗蒸馆，也可以在家里。在家里发汗，需要自制发汗汤。新妈妈喝完发汗汤后，要保证全身上下除了眼睛以外的地方都要盖起来，关上门窗，不要有风。发汗时间控制在 1 小时即可。发汗结束后不要着急从被窝中出来，等汗落了再出来。为了防止洗澡时着凉，建议第二天再洗个热水澡。此外，因为新妈妈发汗时盖得比较多，加上喝了发汗汤和房间不通风，所以要有家人看护，随时给新妈妈补充水分。

自制发汗汤

将 1 瓶黄酒倒入砂锅中，放入切好的姜丝、洗净的枸杞子、红枣，大火煮开，改小火熬 10 分钟左右即可（要是感觉姜有点辣。可以适当放一些红糖）。

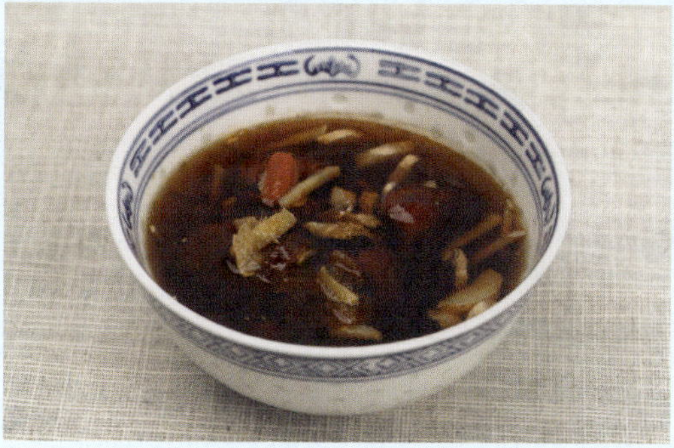

如何才是发透了汗

发汗时感到毛孔都是张开的，感觉汗水是从身体里流出来的，好像身体里那些寒气什么的都随着汗水带出来了，而且是从胃部向着头和脚的方向发的。

新妈妈月子期间不要睡过软的床

女性在妊娠末期会分泌一种叫松弛素的激素，这种激素可以使生殖道的韧带和关节松弛，有利于产道扩张，从而有助于胎宝宝的顺利娩出。分娩后，妈妈的骨盆尚未恢复，缺乏固定性，如果睡过软的床上，起床或翻身稍有不慎，都可能造成骨盆损伤，引起腰骶部疼痛、下肢运动困难等后遗症。

因此，妈妈坐月子期间不要睡过软的床，建议选择棕垫，硬度比较合适，厚度可根据自身情况而定。

红豆妈经验谈

家里的软床垫从备孕的时候就计划换掉，真是做足了功课，各种比较，在这跟大家分享下我选床垫的经验。

床垫常见的有弹簧的、乳胶的和棕的，弹簧和乳胶都偏软，棕床垫相对偏硬，支撑性好。如果喜欢乳胶的，可以选乳胶加棕的，会比乳胶加弹簧要有硬度。一定要注意的是，床垫如果使用了不合格的黏合剂就会带来安全隐患，因为黏合剂中含有大量甲醛。所以要购买质量有保证的大品牌。

产后正确使用腹带帮助内脏恢复

子宫呈倒三角形，分娩后子宫空了，内脏失去支撑自然就会下垂，内脏下垂是未老先衰和妇科病的根源，产后使用腹带对内脏有举托的作用。

腹带的选择

腹带以纯棉、有弹性、分段束缚的为佳，因纯棉布透气性好、有弹性，而分段束缚的更贴合个人体形，有助于维持腹带压力稳定、均衡。可以准备 2 ~ 3 条，因为产妇体虚，容易出汗，多准备几条，以便替换。

腹带的使用时间

新妈妈需要在剖宫产当天、顺产第 2 天使用。每天饭后半小时，排尿之后缠上，睡前取下。

腹带的清洗

用无刺激的洗涤用品手洗，然后用清水冲干净后晾干备用。需要注意，不要用洗衣机清洗，以免缠绕或起皱而影响绑束效果。

腹带正确使用方法

在这里给新妈妈们介绍一种简便好用、用双层魔术贴固定的棉质腹带。

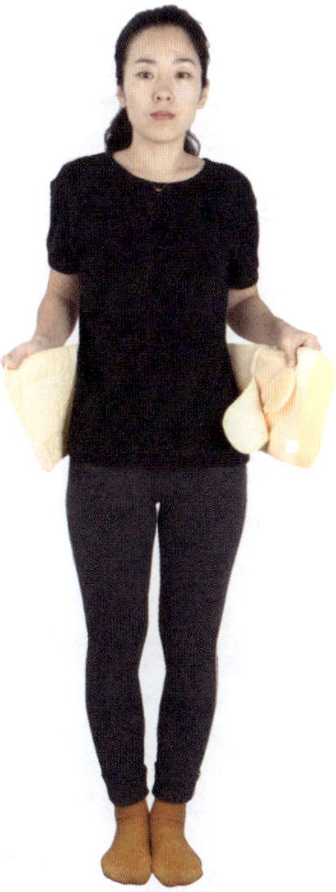

1 把腹带展开，双手拿住腹带两端，里面贴近身体，使正中位置位于腰后。

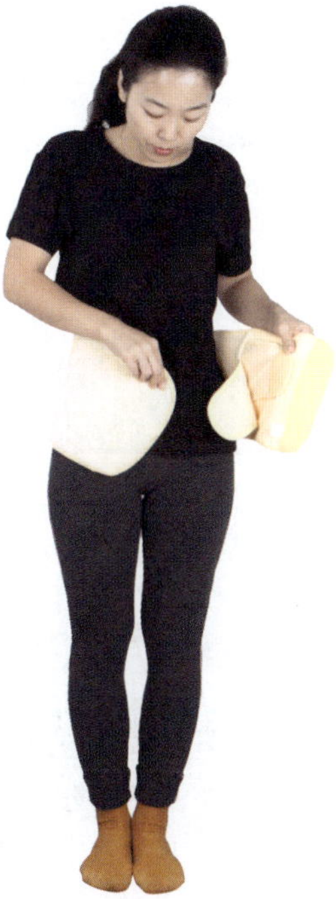

2 将腹带没有魔术贴的一端围到腹部。

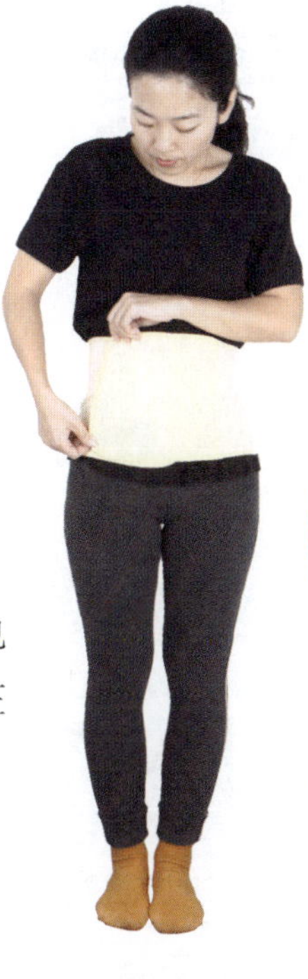

3 将带魔术贴的一端也围过来，两端粘合在一起。

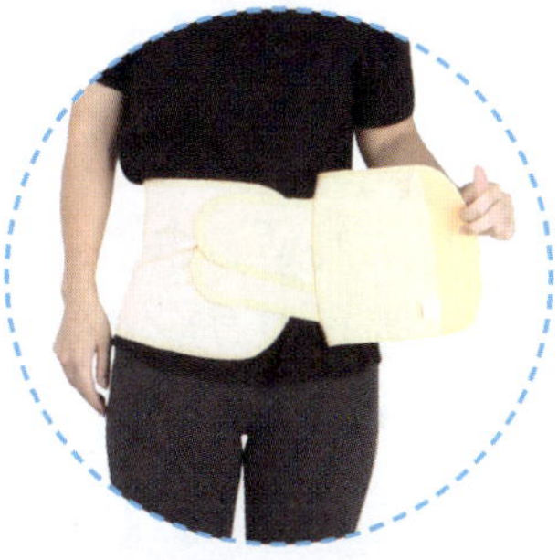

可以根据自己的体形调节魔术贴粘合的松紧度。

近视的妈妈，产后暂时告别隐形眼镜

孕期，由于激素的变化，会导致孕妈妈眼睛的分泌物减少，眼球变干，不适合戴隐形眼镜。产后虽然激素在逐渐恢复，但这个过程不是一两天就能完成的，一般需要至少3个月的时间才能恢复正常，所以建议新妈妈产后暂时告别隐形眼镜。

调试利于睡眠的灯光

新妈妈产后恢复需要良好的睡眠，家人应该为妈妈营造一个温馨、舒适的卧室环境，睡觉前将卧室的大灯关掉，只留下台灯或者壁灯，灯光最好采用暖色调，尤其以暖黄色灯光效果最佳，有利于稳定妈妈的情绪而利于睡眠，也方便半夜起来给宝宝喂奶。

少食多餐逐渐恢复肠胃功能

产后前几天，新妈妈的肠胃功能处于逐渐苏醒的过程，因此每餐不要进食太多，以免加重肠道负担，可少食多餐，一天可吃5～6餐。

剖宫产的新妈妈排气后才能正常进食，顺产的新妈妈，如果有胃口，在生产结束2小时后就可以进食，要选择营养好、易消化的流质食物如藕粉、小米粥等，让肠胃逐渐恢复正常功能，同时还能为身体补充水分。

吃鸡蛋可促进恢复，每天1～2个为宜

鸡蛋富含蛋白质、卵磷脂等成分，易消化吸收，产后新妈妈适量食用可促进伤口愈合，补充体力。但是吃鸡蛋并不是多多益善，每天1～2个为宜，过量食用会增加消化系统的负担。并且最好吃白水煮蛋或蒸蛋羹，不宜采用油炸、油煎等方式，以免口感硬、含过多油脂影响消化吸收。

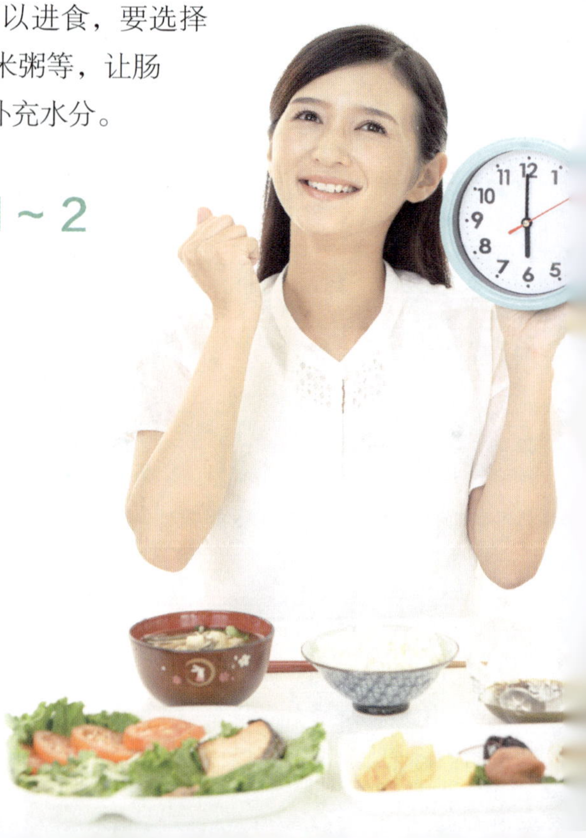

非哺乳妈妈宜边回乳边进补

有些妈妈可能会因某些原因不能进行母乳喂养，需要回乳，在饮食上要吃一些抑制乳汁分泌的食物如炒麦芽等。此外，尽量远离促进乳汁分泌的食物如花生、猪蹄、鲫鱼等。

但因为经过分娩，妈妈的身体恢复也需要一个循序渐进的过程，应吃些低热量、低脂肪、滋补功能强的食物，做到边回乳边进补。平时可喝点小米粥、吃点新鲜绿叶蔬菜。

睡前温水泡脚促进体力恢复

月子里妈妈每天睡前用 40℃的温水泡泡脚，以 10 分钟为宜，既可以消除一天的疲惫，还有加速体力恢复、促进血液循环、解除肌肉紧张的作用，对妈妈大有益处。

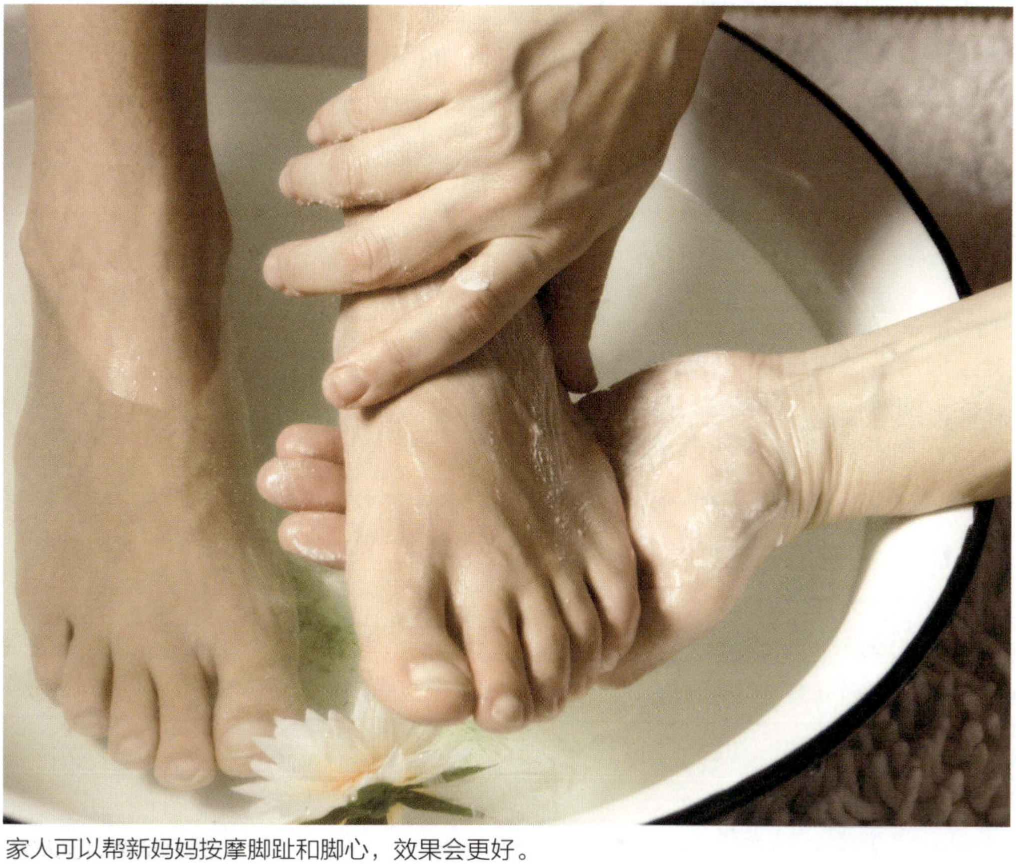

家人可以帮新妈妈按摩脚趾和脚心，效果会更好。

产后半年是瘦身黄金期

产后 3 个月新妈妈的子宫、盆底肌、肠胃功能基本都已恢复，至产后 6 个月新妈妈体内的各种激素分泌也恢复到孕前状态，新陈代谢的速度正处于快速恢复期，孕期增加的脂肪还没有形成“牢固的难减脂肪”，这一时期是瘦身的黄金时期，抓住这段时间进行科学的饮食调养和有效的燃脂运动，有助于快速瘦身而且不易反弹。

母乳喂养是促进脂肪燃烧的第一选择

现在，全世界范围内都在提倡母乳喂养，不仅是因为母乳能为宝宝提供无法替代的营养物质，增强宝宝免疫力，而且母乳喂养有利于妈妈产后瘦身。

女人在分娩前体内会储备许多热能，乳汁的分泌为这些热能的消耗找到了途径，如果产后不哺乳，储备的热能就容易继续囤积在体内而导致产后肥胖。另外，母体内的葡萄糖会转化为乳糖进入乳汁，这也是消耗热能的一个好途径。

想不胖，月子运动少不了

运动是恢复身材的好方式。月子期适当运动有助于身体健康和体形塑造。首先要摒弃传统坐月子时完全卧床休息、少下床活动的旧观念。顺产妈妈在产后第一天如果身体没有什么不适，便可以做一些翻身、抬腿、缩肛动作。剖宫产妈妈可以视伤口愈合情况在月子期做产褥操，既燃烧脂肪又有利于肌肉群和关节韧带弹性的恢复。

马大夫特别叮嘱

出现这些情况时，瘦身计划缓一缓

1.产后便秘不宜瘦身，而应该针对性地补水和膳食纤维，等便秘情况得到缓解之后再进行瘦身，否则会遭受更严重的便秘。养成定时排便的好习惯，有便意就要去厕所；平时多进行提肛运动。

2.产后贫血不宜瘦身，在贫血没有得到解决的时候强行进行瘦身，必然会加重妈妈的贫血现象。多吃含铁丰富的食物如猪血、动物肝脏等，同时多吃些富含维生素C的食物，以促进铁吸收。

睡出易瘦体质

饮食调理、减脂运动固然是瘦身的良策，但是还有一点不能忽略——充足的睡眠。睡眠质量会影响激素分泌，高质量的睡眠有助于促进激素分泌，让身体新陈代谢更旺盛，加速脂肪分解和消耗。

但是新妈妈需要没日没夜地给宝宝喂奶、照顾宝宝，很难保证睡一晚上的整觉。白天宝宝睡觉的时候尽量跟着睡一会，还可以通过以下方法改善睡眠质量，弥补睡眠时间的不足。

睡

1. 睡前2小时尽量不再吃东西，如果饥饿，可以喝杯温牛奶、小米粥、温蜂蜜水等。
2. 忌吃辛辣或口味过重的食物。
3. 睡前放松心情，避免胡思乱想。可以听一些轻柔、舒缓的音乐助眠。
4. 睡前用热水泡泡脚也可以促进睡眠。
5. 睡前洗个温水澡，做轻柔、舒缓的运动帮助身体放松，促进睡眠。

不能忽视的产后 42 天检查

新妈妈生完小宝宝，离开医院时，医生都会叮嘱："一定要记住产后 42 天来医院检查一下身体恢复的情况！"届时，医生还要检查一下新妈妈是否患有某种疾病，如高血压、糖尿病等。新妈妈如有疑问，也可以得到医生专业的指导和解答。

宝石妈经验谈

结果如不理想，一定要复查

如果产后42天第一次检查血压和血糖不正常，医生会要求在1～2周内重复检查一次。一定不要怕麻烦，及时复查，为自己和宝宝的健康着想。

全身检查

包括称体重、量血压、血常规检查、尿常规检查及了解哺乳情况。如果医生发现新妈妈有体重过重、贫血、感染等情况，会及时治疗，并给予生活上的指导。孕期有高血压、糖尿病、心脏病等内科并发症的新妈妈，产后复查时还应到内科做相应检查。

血、尿常规

患妊娠高血压的新妈妈，要注意血压恢复的情况，并做尿常规检查。对妊娠合并贫血及产后出血的新妈妈，要复查血常规，如有贫血，应及时治疗。患有心脏病、肝炎、泌尿系统感染或其他并发症的新妈妈，则应到内科或相关科室进一步检查和治疗。

血压

不论妊娠期血压是否正常，产后检查都应该测量血压。如果血压尚未恢复到正常水平，则应进一步随诊和治疗。

妇科检查

通过妇科内诊、B超及阴道分泌物检查，观察子宫、宫颈是否已恢复至非孕状态，有没有阴道炎症等。剖宫产的妈妈还要查看腹部伤口的愈合情况。

盆底肌功能检测

怀胎十月及分娩都会给盆地肌肉、韧带等组织造成不同程度的损伤、容易出现漏尿、子宫脱垂等盆底功能受损的症状。如果盆底功能受损不及时治疗，就会严重影响女性以后的生活质量。

宝宝要和妈妈一起回医院检查

新妈妈去体检时，要带着宝宝一起去医院。妈妈去产后体检室，宝宝去新生儿科做健康检查。这次体检是对宝宝生长发育情况进行的一次全方位“大检阅”，对宝宝很重要。所以，新手爸妈要悉心准备，让宝宝顺利做完第一次体检。

新手爸妈提前准备好在生活中遇到的问题，及时向医生进行咨询。通过体检，医生会给宝宝做一个总体的评估。此时，新手爸妈千万别错过咨询相关育儿问题的机会，并做好记录。一般来说，宝宝第一次体检的检查项目主要包括身长和体重两大方面。

马大夫特别叮嘱

新妈妈需要注意盆腔器官产后容易出现的问题：

1.检查会阴及产道的裂伤愈合情况、骨盆底肌肉组织紧张力恢复情况以及阴道壁有无膨出。

2.检查阴道分泌物的量和颜色，如果是血性分泌物，颜色暗且量多，就表明子宫复旧不良或子宫内膜有炎症。

3.检查子宫颈有无糜烂，如有可于3~4个月后再复查、治疗。

4.检查子宫大小是否正常，有无脱垂。

5.检查子宫附件和周围组织有无炎症及包块。

6.剖宫产术后者，应注意检查腹部伤口愈合情况及腹部伤口有无子宫内膜异位结节。

常规检查

1. 测量身长：应该增长4 ~ 6厘米。
2. 体重：应该增长1000克左右。
3. 头围：应该增长2 ~ 3厘米。
4. 心肺检查：听心跳、肺部呼吸声是否正常。

神经系统检测

1. 运动发育能力

竖头：拉住宝宝手臂让他坐直，观察其是否能够自己通过颈部的力量，将晃动的头部竖直固定住。

趴抬头：让宝宝俯卧，看他是否能够依靠肩部和颈部的力量，抬起头来。

2. 神经反射能力

出生反射的消失：如拥抱反射、握持反射等应该在宝宝出生后 3 个月内逐渐消退，是检测大脑发育的一个指标。如果大脑发育不良，这些反射就会一直存在。

行为反射的建立：检查宝宝是否能够集中注意力、是否能够注视人、是否能够对喜欢的物体追视。

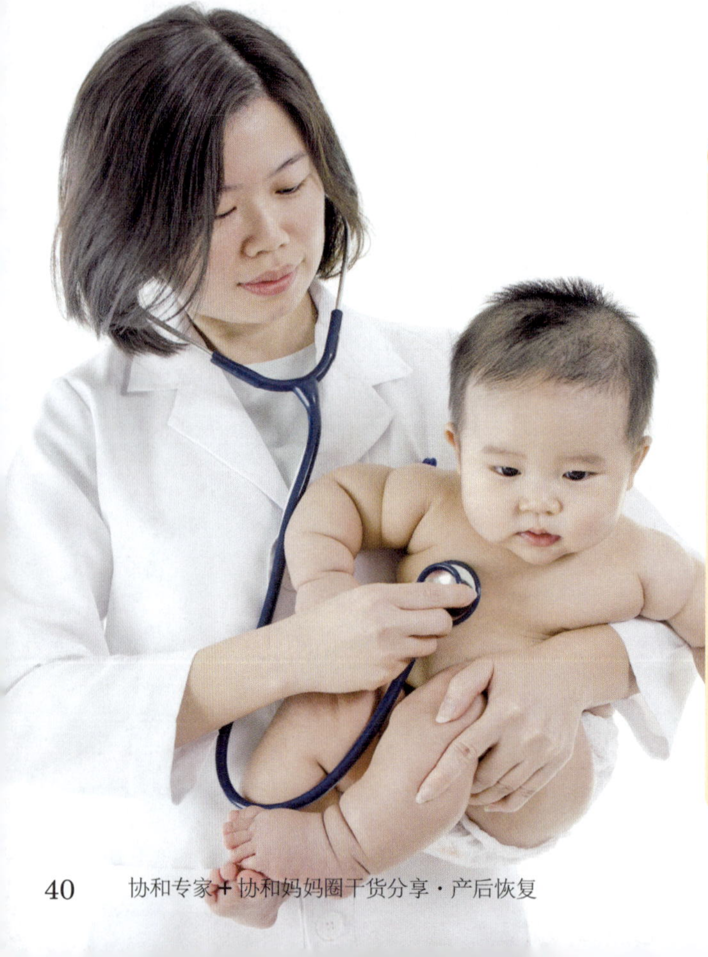

马大夫温馨提醒

关注宝宝身长体重的增长速度也很重要

新手爸妈不仅要关注宝宝的体重是否达到参考标准，还应该注意宝宝体重增长的速度。有的宝宝出生时就比较轻，但其增长速度已达到正常水平，尽管测出来的体重尚未达到参考标准，新手爸妈也不必过于担心，因为宝宝的生长发育是正常的；而有些宝宝出生时体重本来就重，虽然这次体检达到参考标准，但实际增长速度比较慢，此时，新手爸妈需要找一下原因，采取措施来补救。

Part 2

科学护理，快速恢复正常生活

新妈妈在经历了生产的磨炼后，身体需要一段时间来恢复生机，通过专业护理以及生活细节等多方面的科学配合，才能保证产后身体在恢复健康的同时又能瘦身、塑形。

一定要重点看

顺产和剖宫产妈妈产后恢复专业护理

密切关注新妈妈产后 24 小时内的出血量

产后 2 小时内最容易发生产后出血，顺产妈妈产后 2 小时内出血量 400 毫升，24 小时内出血量 500 毫升，剖宫产妈妈产后 24 小时内出血量 1000 毫升，就可被诊断为产后出血，产后出血过多可导致休克、弥散性血管内凝血甚至死亡。所以家人要密切关注新妈妈的出血量，以防万一。

临床中有几个比较常见的原因可能导致产后出血，如子宫收缩乏力、软产道的裂伤、胎盘残留等。如果胎盘粘连、胎膜未全部娩出，可能阴道出血较多。另外，如果有轻微产道的血肿，会感觉肛门坠痛，越来越重。所以，一旦阴道出血较多，家人应该及时通知医生，及时处理。

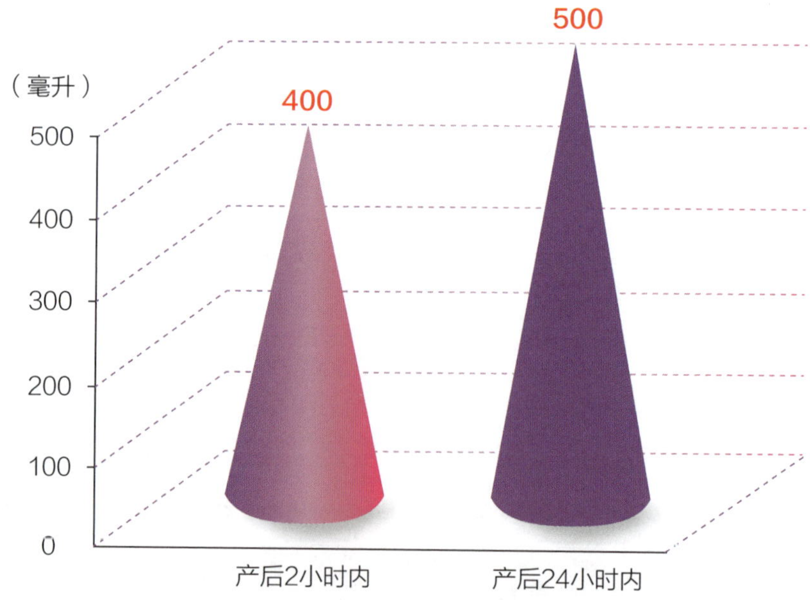

顺产妈妈 24 小时内出血量诊断标准

随时监测新妈妈产后体温

产后发热是大事，所以一定要做好产后体温监测。分娩24小时后，新妈妈由于过度疲劳，体温可能会到37.5℃，但之后，体温慢慢会恢复正常。有些新妈妈出现涨奶也可能引起发热，但随着乳汁的排出，体温也会慢慢降下来。另外，泌乳热也可使体温升高超过38℃，但属于正常现象。

如果发现高烧不退，要及时告知医生，可能是因为乳房感染、产道感染、泌尿系统感染等引起，需要及时治疗，否则可能引起腹膜炎、败血症等。

密切关注新妈妈产后恶露

产后1～3天，要密切关注新妈妈的恶露情况。正常的恶露应该呈鲜红色、量较多，有血腥味；但如果恶露颜色灰暗且不新鲜，有异味，并伴有子宫压痛时，说明子宫合并感染，应该及时请医生检查，用抗生素控制感染。

产后 1～3天	红恶露，呈鲜红色、量较多，有血腥味。
产后 4～10天	浆液性恶露，为淡红色血液，有黏液和较多的阴道分泌物。
产后 2周后	白恶露，其中含有白细胞、胎膜细胞、表皮细胞等，分泌物呈淡褐色或白色，量稍多一些。

新妈妈不宜产后立即喝生化汤

生化汤能生血祛瘀，帮助排出恶露，但是不宜产后立即就喝，一般顺产妈妈在产后第2～3天可以服用；剖宫产妈妈最好在产后第7天再开始服用。生化汤不宜长时间服用，以7天为宜，不要超过2周。因为分娩2周后，新妈妈的子宫内膜已经开始新的生长期，这时喝生化汤不利于子宫内膜的新生，容易导致出血不止。

如果新妈妈产后血热且有瘀滞或者恶露过多、出血不止，也不宜服用。建议新妈妈喝生化汤时要事先咨询医生，了解自身体质。

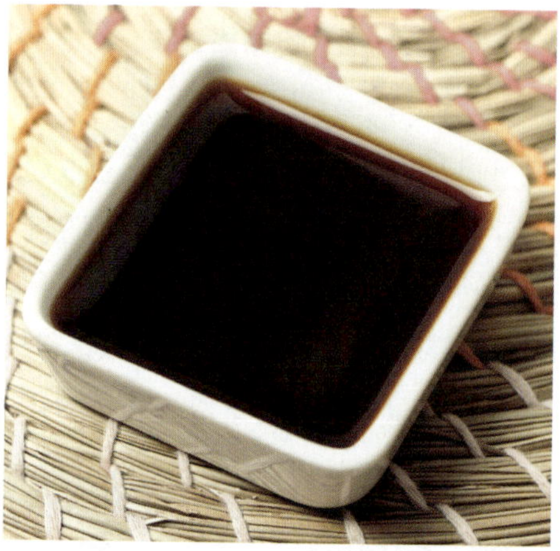

生化汤有化瘀生新、养血活血、祛除恶露、收缩子宫等功效，主要有当归、川芎、桃仁、泡姜、炙甘草等中药材，具体用药时会根据产妇体质做适当变化。

喝红糖水帮助排恶露

产后第2天，恶露开始增多，此时可以每天喝一杯红糖水，有助于新妈妈促进恶露的排出和子宫的修复，还能补血和补充碳水化合物。但是，红糖水也不是喝得越多越好，10天后不宜再喝红糖水，否则会导致恶露增多，引起慢性失血性贫血，进而影响子宫恢复。

辰辰妈经验谈

实际上，乳腺管是否通畅，每个妈妈的情况是不一样的。怎样判断自己的乳腺管是否通畅呢？生完宝宝后，只要用手竖捏乳头，有乳汁流出来，就说明乳腺管是通的。

新妈妈产后半小时内让宝宝吃上第一口奶

无论顺产还是剖宫产，新妈妈在产后半小时内让宝宝吃上第一口奶，两边加一起每次吸吮超过30分钟，即使没有乳汁也要让宝宝吸吮乳头。这样做不仅有利于促进新妈妈乳腺通畅，增加乳汁的分泌，还有利于子宫的收缩。

此时宝宝的吸吮欲望强烈，且妈妈乳头还没有发胀，宝宝容易吸吮，能快速学会吃奶。而且，母乳中的有益菌和抗体能尽快帮助宝宝建立肠道菌群和免疫系统。

新妈妈没下奶之前别喝下奶汤

新妈妈产后没有下奶之前，乳腺管还没有彻底通畅就喝下奶汤，会导致乳汁一下子出来，造成乳腺管堵塞，出现乳房胀痛。所以，没下奶之前，不宜喝下奶汤。

不管顺还是剖，一般 3 天就可以出院

不管是顺产还是剖宫产的新妈妈，正常情况下产后 3 天就可以安排出院。但是要具体情况具体分析，是否出院需要按照医生出具的出院通知。

家人应该将新妈妈出院的衣服提前准备好，根据季节的不同选择合适的衣服，但要保证衣服能遮盖住身体重要部位。此外，上衣尽量选择开襟的，如果回家路途远，中途可能会给宝宝哺乳，开襟的衣服方便哺乳。上衣要接触宝宝娇嫩的皮肤，最好选择柔软的棉质面料。

新妈妈产后的心理疏导

新妈妈的身体还没有彻底从生产的疲倦中恢复过来，就又要面临角色的突然转换、宝宝的哭闹、家人关注度的转移……很多因素致使新妈妈一时难以接受生活的重大转变，再加上激素发生的巨大变化，因而很容易出现产后情绪低落，甚至抑郁。

此时，家人要耐心倾听新妈妈的倾诉，满足新妈妈的感情诉求，然后再想解决措施，帮助新妈妈调适心理，打开心扉，不要钻牛角尖。

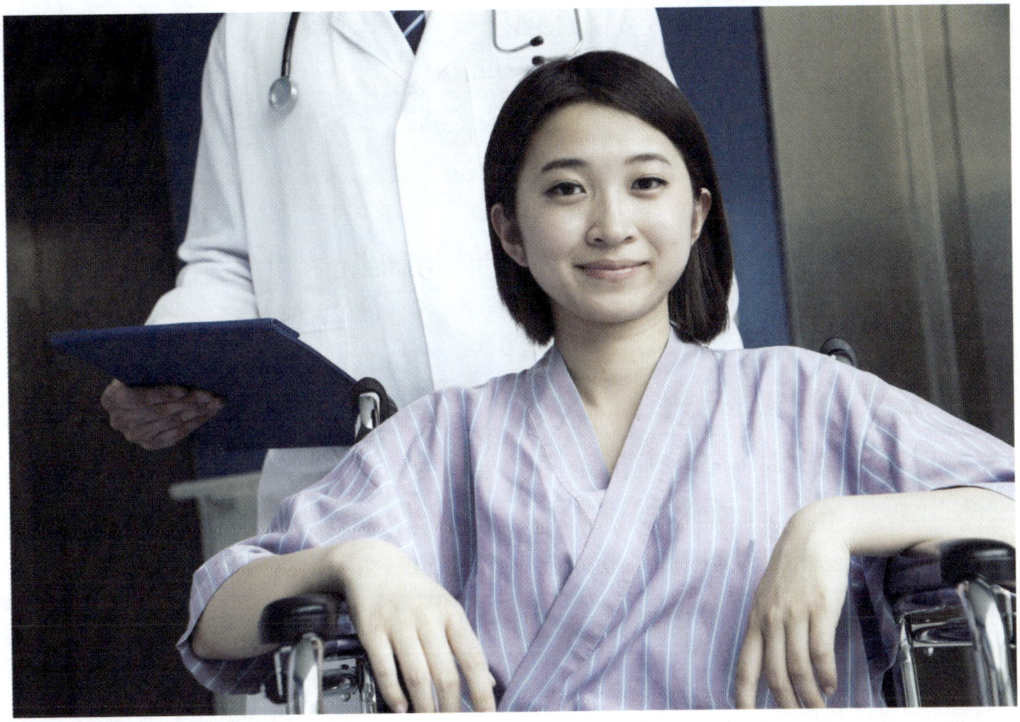

顺产侧切妈妈的产后恢复护理

侧切让自然分娩更顺利

为了让宝宝尽快降生，避免胎儿心跳减弱、回旋不能顺利进行等可能出现的情况，需要采取会阴侧切，以保护胎儿免受危险。会阴侧切可防止孕妈妈会阴撕裂，保护盆底肌肉。侧切是在顺产不利的情况下不得已而采取的措施，正常情况下，没必要采取会阴侧切。

需要会阴侧切的情况：

1. 初产头位分娩时会阴较紧、会阴体长、组织硬韧或发育不良、炎症、水肿，或遇急产时会阴未能充分扩张，估计胎头娩出时将发生Ⅱ度以上裂伤者。

2. 头盆不相称者或经产妇做过会阴切开缝合术，或修补后瘢痕大，影响会阴扩展者。

3. 产钳或胎头吸引器助产或经阴道分娩者。

4. 早产、胎儿宫内发育迟缓或胎儿宫内窘迫，须减轻胎头受压并尽早娩出者。

5. 产妇患有高血压、心脏病等不能耐受长期用力的疾病。

了解会阴疼痛的种类，帮助伤口尽快恢复

顺产的时候，为了分娩顺畅，医生可能会为新妈妈做会阴切开手术，也就是常说的侧切。会阴位于尿道口、阴道口、肛门的交汇处，神经非常丰富，对疼痛十分敏感。所以新妈妈产后经常会有伤口疼痛的感觉。了解可能引起会阴伤口疼痛的原因，有助于找到缓解疼痛的方法，对症下药，促进伤口恢复。

伤口创伤痛

会阴侧切术虽然是一个小手术，但也需要打麻药，然后切开皮肤、皮下脂肪、黏膜肌层，而麻药过后，伤口疼痛是再正常不过的了。正常情况下，手术当天疼痛感比较重，两三天后疼痛明显减轻。

马大夫爱心提醒

如果会阴侧切的妈妈在产后1～2小时出现剧烈疼痛，且越来越严重，伴有肛门坠胀感，可能是由于医生缝合时止血不够导致的，这时要及时通知医生。如遇到这种情况，一般是拆开缝线，消除血肿，止住出血点，然后重新缝合伤口，疼痛很快就会消失，且绝大多数都会正常愈合。

水肿导致疼痛

伤口出现了水肿，常出现在分娩时第二产程较长的新妈妈中，这时伤口缝线勒紧，会让疼痛感一直持续。可以通过照射红外线灯或湿敷来消除水肿，缓解疼痛。

血肿导致疼痛

伤口内部出血，积聚在伤口里无法排出，最终导致产道血肿，伤口周围皮肤颜色发紫、瘀肿，碰触时疼痛感强烈。应该马上止血，清理瘀血。

感染导致疼痛

伤口出现红、肿、痛、热，并且新妈妈还会出现全身发热，这时处于感染早期，需要进行抗炎治疗并且配合局部热疗，来控制炎症、缓解疼痛。如果感染加重，炎症继续发展会导致伤口化脓，这就需要拆线将脓液引流出来，炎症消退后再第二次缝合。

缝合线未吸收导致疼痛

如果缝合线没有被吸收，会出现瘢痕略突出、缝合线穿出、溃破流液，一般缝合线完全排出后伤口就能愈合。疼痛时可以用浸有1 ∶ 5000的高锰酸钾溶液的纱布湿敷伤口10分钟，再涂上红霉素软膏。每天湿敷2 ～ 3次。

硬结导致疼痛

炎症、缝合线没有吸收等原因造成纤维组织增生出现硬结，引发疼痛。这时可以通过照射红外线进行局部理疗来缓解，还可以用热毛巾湿敷15分钟。每天2次。

侧切妈妈要保持会阴清洁卫生，预防感染

侧切妈妈要谨防感染。所以，在医院每天都有护士帮忙清洗外阴，如有必要，还会增加清洗次数。此外，每次大小便后用清水清洗外阴，清洁外阴时可用棉球蘸生理盐水或清水，按照从前向后、从内向外的顺序，即先擦阴阜及两侧阴唇，最后擦肛门，切忌由肛门开始向前擦。此外，不要加入清洁液或洗护液，否则会使皮肤干燥，加重伤口疼痛。

同时，新妈妈应该及时更换卫生巾，避免恶露长时间浸泡伤口引起会阴部感染。通常产妇专用卫生巾分为 XL、L、M 三个型号，产后第 2 天适合用 L 型号的卫生巾。需要注意，产妇专用卫生巾和产妇体形无关，只是分别对应恶露多少的不同时期。

改变躺着的姿势，减轻会阴疼痛

改变躺着的姿势有助于缓解伤口疼痛。如果伤口在左侧，应当向右侧躺；如果伤口在右侧，应当向左侧躺。此外，家人可以给新妈妈做一个柔软的坐垫，可避免对会阴的挤压。

避免伤口撕裂

新妈妈在大便时先收敛会阴和臀部，避免用力过度导致伤口撕裂。遇到便秘时，不要用力憋气扩张会阴部，可以使用开塞露进行润滑促进排便。

坐立时身体重心向左或右倾斜，避免压迫伤口引起疼痛。运动时，在伤口愈合前避免做下蹲或其他臀部向下用力的动作，不要过度做前后弓步或侧弓步等需要外展大腿的动作，防止伤口裂开。

子宫按摩操促子宫恢复

子宫按摩操有助于子宫收缩，还可促进恶露排出和子宫恢复。

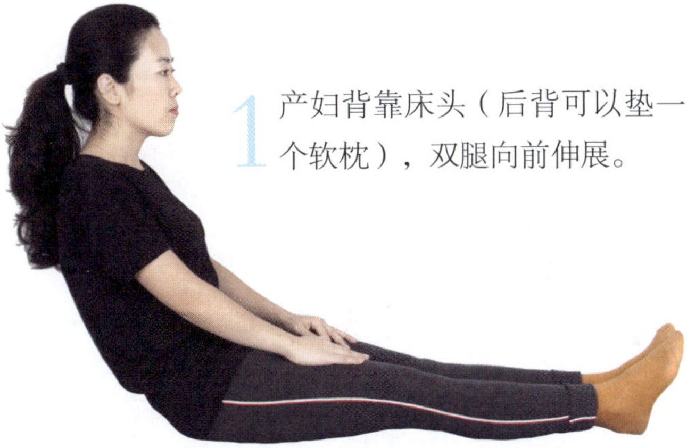

1 产妇背靠床头（后背可以垫一个软枕），双腿向前伸展。

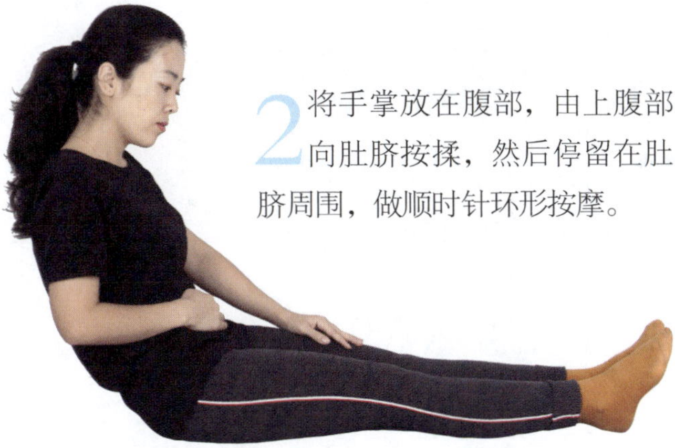

2 将手掌放在腹部，由上腹部向肚脐按揉，然后停留在肚脐周围，做顺时针环形按摩。

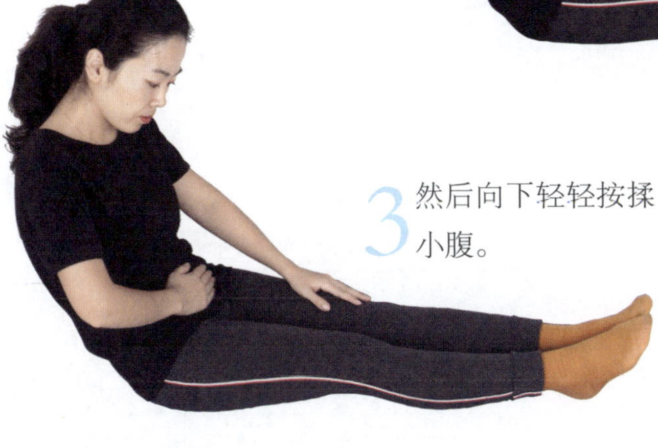

3 然后向下轻轻按揉小腹。

适合侧切妈妈随时做的全身伸展运动

侧切妈妈的会阴缝合部位大概 2 周会完全愈合。愈合慢的，需要 1 个月左右才能完全恢复。伤口未愈合前，新妈妈可以选择全身伸展运动来帮助身体恢复。此运动也可以作为每次运动前的热身运动，慢慢增加身体温度和血液循环，使全身各系统逐渐适应即将进行的运动，降低运动受伤风险。

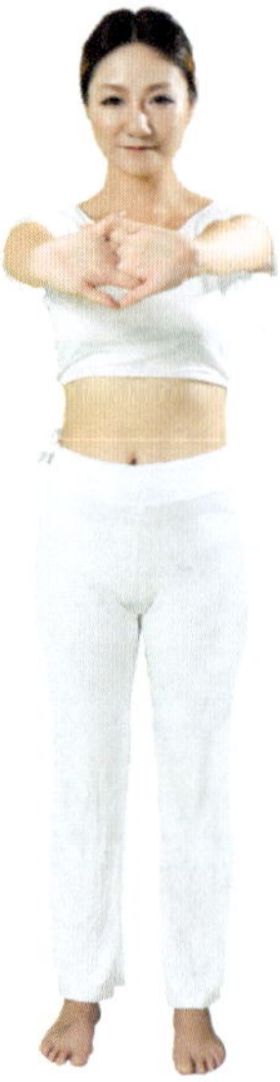

1 站姿，双手在胸前十指交叉，手掌外翻，双臂向前水平伸展。

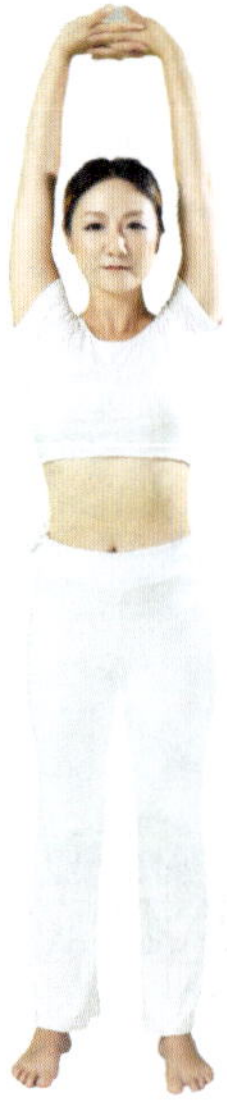

2 膝盖微弯曲，背部顺势弓成半圆形，感受肩胛骨向两侧扩张。慢慢起身，双臂向上伸展，让腰部挺直，手掌朝上。

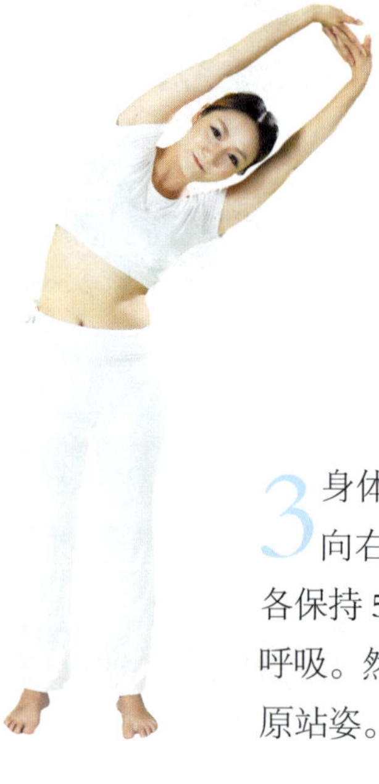

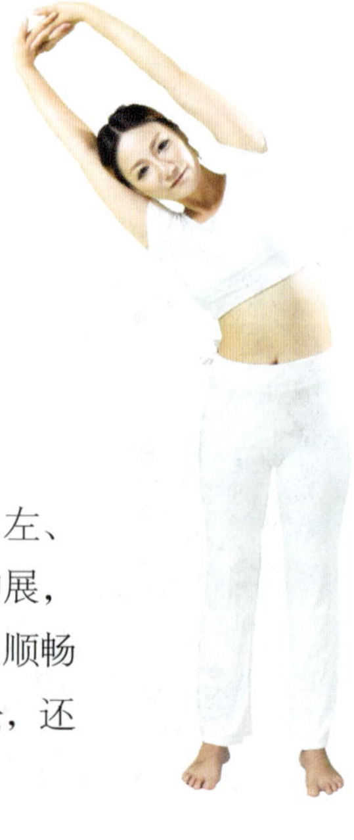

3 身体分别向左、向右侧弯伸展，各保持 5 个自由顺畅呼吸。然后放松，还原站姿。

剖宫产妈妈的产后恢复护理

帮助剖宫产妈妈按摩四肢，缓解肌肉僵硬

剖宫产手术后，新妈妈身上的麻醉药效还没有完全消退，这时会感到四肢麻麻的，此时家人需要轻缓地用推摩、揉捏、按压的手法帮新妈妈按摩四肢，缓解肌肉僵硬，为新妈妈恢复下床行走和尽早排便做准备。

剖宫产妈妈 6 小时内去枕平躺，6 小时后采用枕头侧卧位

剖宫产妈妈术后 6 小时内应去枕平躺，头侧向一边，防止麻醉之后出现恶心呕吐的呕吐物误吸到气管里面，以及头痛、恶心等颅内低压的情况出现。

因为长时间平卧身体也会疲劳，所以术后 6 小时后可采用枕头侧卧位休息，可用毛毯或被子垫在后背，让身体与床成 20 ~ 30 度角。

剖宫产后第 2 天帮助妈妈坐起来，有助于恢复元气

剖宫产后的第 2 天，家人尤其是爸爸要帮助妈妈坐起来，这样有利于妈妈恢复元气。具体做法是：爸爸坐在床头，与妈妈背靠背，并承受着她的重量。妈妈也可以把身体侧过来，由爸爸扶持坐起来。如果医院是摇床，也可以把床头摇起来，让妈妈呈半坐卧位。

拔掉导尿管后要及时排尿

剖宫产妈妈在手术前会被放置导尿管，一般在术后 24 ~ 48 小时待膀胱恢复排尿功能后将其拔出。导尿管拔出后，新妈妈要尽快排尿，以降低排尿困难的可能性，以及因长时间使用导尿管而引起尿路感染的风险。

剖宫产妈妈缓解疼痛的方法

剖宫产后的第 2 天，很多妈妈仍然感到伤口十分疼痛，家人可以通过下面的方法帮助新妈妈缓解伤口痛。

1 当新妈妈翻身或者咳嗽时，用双手紧按伤口，这样有利于减少震动，从而减轻新妈妈伤口疼痛。

2 侧躺时，可以在腰下垫一个枕头或者放一条毛毯以作支撑，帮助减轻疼痛。

剖宫产妈妈的呼吸运动

呼吸也是一种运动方式，特别是在剖宫产妈妈产后前 3 天不宜做大幅度运动的时候，可以通过呼吸运动调整身体状态，愉悦身心。呼吸的时候，可以想象置身于景色怡人的山林中，有阳光、绿树、鲜花、湖水，平静而优美。

产后第 1 ~ 2 天躺式呼吸运动

剖宫产妈妈身上有伤口，产后第 1 天还需要卧床休息，可以在床上做一套呼吸运动。

平躺在床上，双手轻轻地放在腹部，慢慢地做深吸气，感觉腹部鼓起，然后慢慢呼气，在呼气的同时收紧腹部肌肉。稍停片刻，再重复上述动作 4 次。

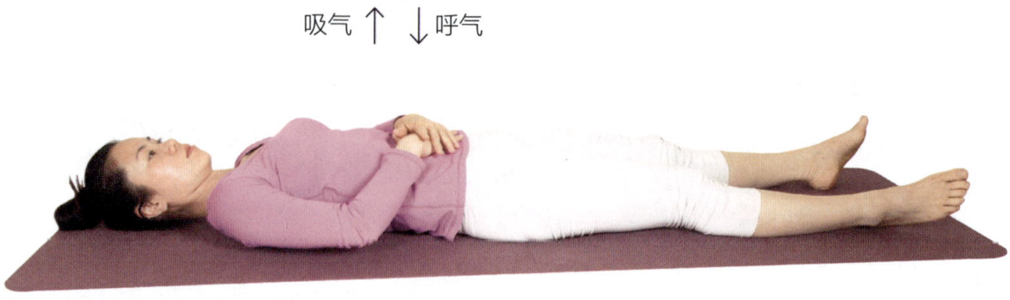

产后第 3 天坐式呼吸运动

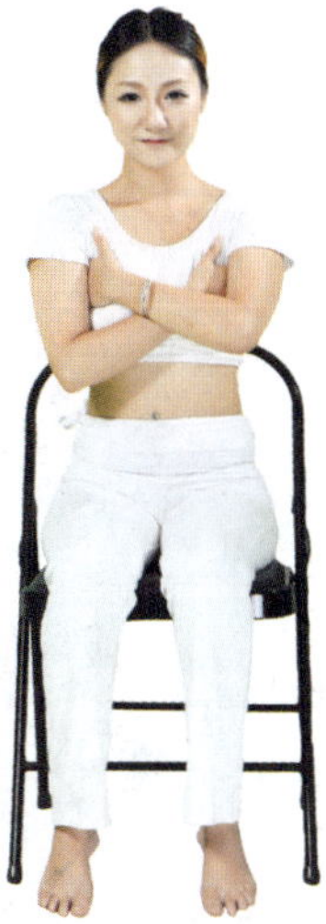

1 端坐在床上，双手交叉放在腋下，用鼻子吸气、用嘴呼气，呼气时双肩自然下垂，慢慢放松。

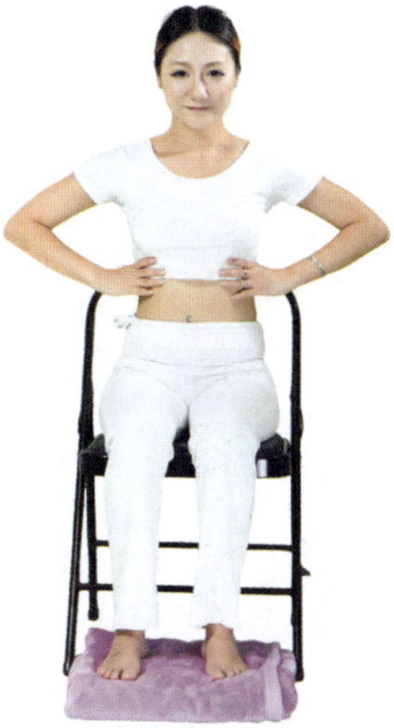

2 双手放在两侧肋骨处，吸气，感受胸腔慢慢膨胀；呼气，感受胸腔慢慢收缩。

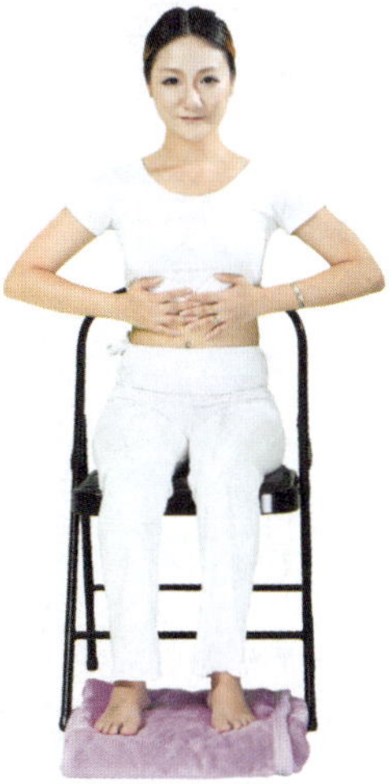

3 吸气，双手离开肋骨，放在胸腹部。

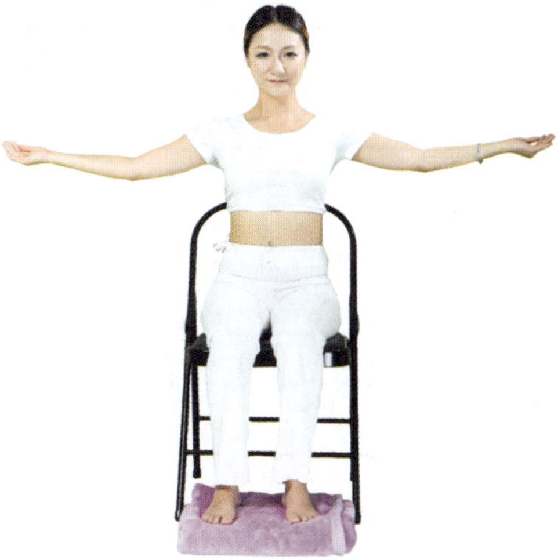

4 呼气，双臂慢慢打开，然后逐渐还原坐姿。

逐渐增加促进伤口愈合的食物

一般来说，到了产后第 3 ～ 4 天，宫缩痛已经慢慢减轻甚至消失。这时妈妈可以更长时间看护宝宝了，体力消耗相应会增大，伤口也开始愈合，要多吃一些促进伤口愈合的食物。

蛋白质
各种瘦肉、蛋类等

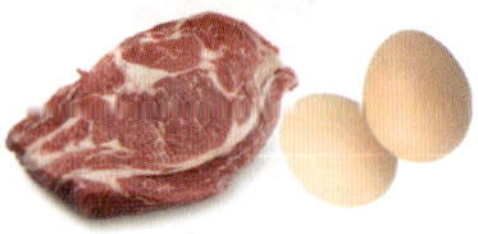

促进伤口愈合，减少伤口感染

维生素 A
动物肝脏、胡萝卜等

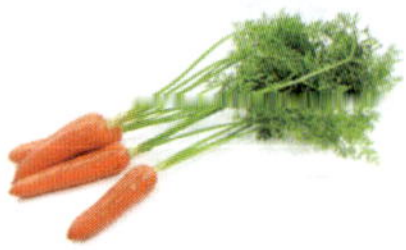

促进伤口愈合

维生素 C
各种蔬菜、水果等

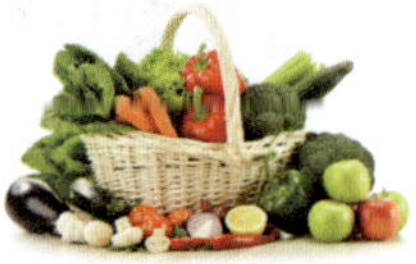

有助于促进胶原蛋白的合成，帮助伤口愈合

但是，伤口愈合前不宜多吃深海鱼。因为深海鱼体内含有丰富的有机酸，能抑制血小板凝集，不利于术后止血或伤口愈合，所以剖宫产妈妈产后头几天不宜过多吃深海鱼。

剖宫产妈妈用足球抱式哺乳更舒服

由于伤口的原因，剖宫产妈妈不能像顺产妈妈那样哺乳，建议剖宫产妈妈采用足球抱式哺乳姿势，既有利于妈妈身体恢复，又有利于宝宝吸吮。

妈妈坐卧位，将背后垫靠舒服，将宝宝抱在身体一侧，胳膊肘弯曲，用前臂和手掌托着宝宝的身体和头部，让宝宝面对乳房，另一只手帮助将乳头送到宝宝嘴里。

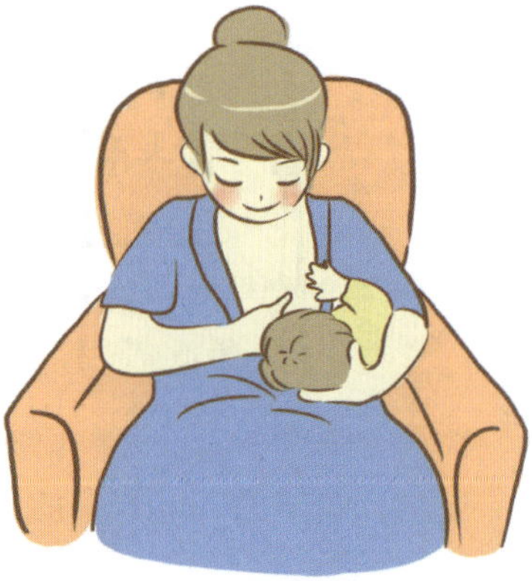

Part 3

按阶段进补，增强体质
恢复完美状态

对于新妈妈来说，身体恢复每个阶段都不一样，按照每个阶段身体需求补养，有利于打下牢固的健康基础，不仅促进伤口尽快愈合，更能提升身体素质。

一定要重点看

第 1 阶段：产后第 1 周 活血化瘀，促进恶露排出

新妈妈产后第 1 周是护理的关键时期，顺产妈妈和剖宫产妈妈要不同情况不同对待。同时，产后第 1 周也是恶露排出的关键时期，要重点帮助新妈妈排出体内恶露，促进子宫恢复。

产后第 1 天，剖宫产妈妈要先排气再进食

剖宫产妈妈产后 6 小时内需要严格禁食，等排气后再进食。一是因为麻醉药药效还没有完全消除，全身反应低下，如果进食，可能会引起呛咳、呕吐等，如果实在口渴，可间隔性少量喂水；二是因为剖宫产手术中由于肠道受到刺激，肠蠕动减弱，术后会出现腹胀，排气是肠正常蠕动的标志。只有排气了，才可以进食。

未排气进食原则

一般情况下6小时左右会出现排气，如果6小时后还没有排气，可以服少量有助排气、清淡易消化的萝卜汤促进排气。但是，一定不能进食牛奶、豆类等不易消化、易产气的食物。

排气后进食原则

即使剖宫产妈妈已经排气，但是肠道功能一般需要24～48小时才会逐渐恢复，此时肠胃相对较弱，最开始要进食流质食物，如小米汤等。

产后第 1 天，顺产妈妈多喝软烂小米粥

产后第 1 天，顺产新妈妈的胃口没有恢复，加上身体比较疲惫、肠道消化功能较弱，吃点小米粥能够帮助恢复体力，刺激肠胃蠕动，增进食欲，还能补虚损、益丹田。

小米粥营养丰富，有“代参汤”的美称，我国北方很多地区都有产后用小米调养身体的传统。小米除了可以直接煮粥外，还可以加入红枣、桂圆、花生等同煮。

产后第 2 天，剖宫产妈妈半流质饮食但不要大补

产后第 2 天，剖宫产妈妈尚处于身体恢复期，肠胃功能也较弱，此时建议进食易于消化的半流质食物，如小米粥、瘦肉粥、蒸鸡蛋等。较油腻的、大补的食物仍不宜食用，比如猪蹄汤。也不要吃刺激性的食物，过酸、过辣都不行。

同时也要注意不要吃得太饱，以免导致腹胀、腹压增高，延长康复时间。

产后第 2 天，顺产妈妈吃些增进食欲的食物

顺产妈妈此时肠胃功能还在恢复阶段，会出现食欲缺乏的情况，可以在饮食中加一些促进消化、增进食欲的食物，如山药、山楂、红枣、番茄、苹果等。番茄含有丰富的有机酸，可保护维生素 C，并增加维生素 C 的利用率；番茄中的番茄红素是很强的抗氧化剂，有助于消除妊娠斑。苹果中所含膳食纤维可刺激肠蠕动，加速排便。

多吃活血化瘀的食物，促进恶露排出

产后第 1 周也是恶露排出的关键时期，可以通过食补的方法促进恶露的排出。不管是顺产还是剖宫产妈妈，这时要多吃温补性甘、增加造血功能的食物，如红枣莲子糯米粥、阿胶桃仁红枣羹、益母草煲鸡蛋等。将小米、鸡蛋和红糖一起煮粥食用，也可以活血补虚，促进恶露排出。

产后第 7 天可以开始喝下奶汤

产后第 7 天，催乳可以被提上日程，特别是乳汁分泌不足的新妈妈应该想办法催乳了，可以多喝下奶汤，比如鱼头豆腐汤、酒酿蛋花汤、花生猪蹄汤、排骨汤、海带豆腐汤等。

宜吃蔬果，但不要贪凉

传统观念认为在月子里新妈妈应少吃甚至不吃蔬菜和水果，因为“产妇怕凉”，随着养生观念的更新，大多数人都知道新鲜的蔬菜和水果富含维生素和矿物质，能开胃、增食欲、润泽肌肤，还能帮助消化及排便，防止产后便秘的发生。

所以，产后第 3 天可以根据自己的实际状况适当吃些水果和蔬菜了，但是切记不能贪凉。不要直接吃从冰箱里拿出来的水果，要放至常温后食用，甚至可以在温水里泡一泡再吃；食用蔬菜时，产后第 1 周需要煮得软烂些，并且整个月子期最好不要吃凉拌菜。

不要过度服用补气中药

本周的饮食调理要注意不能吃太多补气补血的中药如八珍汤、十全大补汤等。因为过度补气补血，反而会妨碍恶露的排出，甚至使恶露不出而影响子宫的复旧，严重时可能会引起盆腔发炎或产后大出血。

忌吃辛辣刺激性食物

新妈妈经过分娩大量失血、出汗，所以身体很容易阴津不足，而辛辣的食物最伤津耗液，容易让新妈妈上火、口舌生疮、大便干结等，且会通过乳汁增加宝宝的内火。因此，饮食中应该忌辛辣刺激性食物，如辣椒、胡椒、大料、韭菜、蒜薹、茴香等。

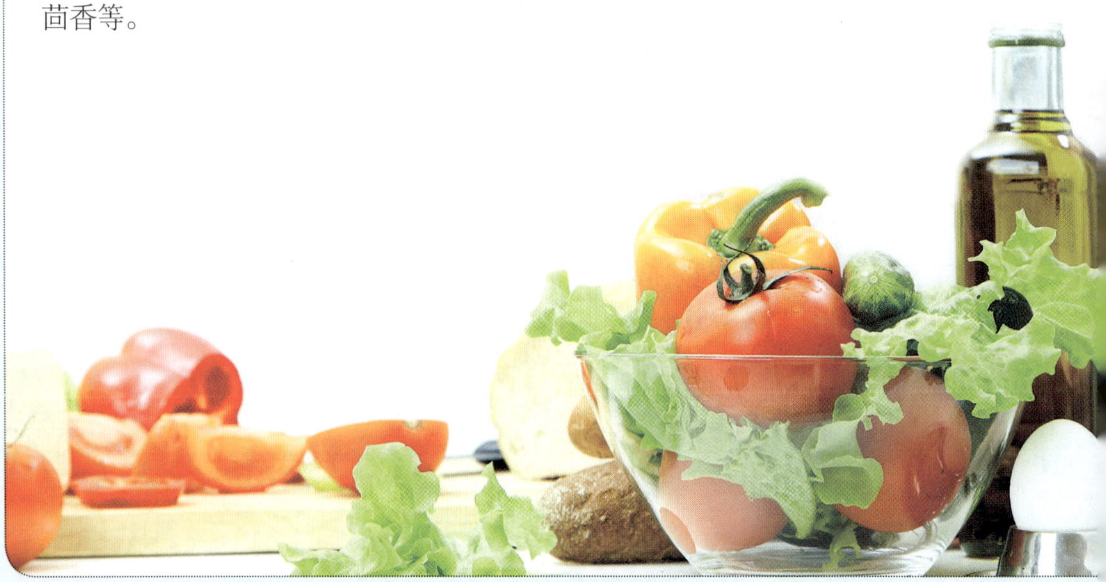

剖宫产妈妈营养食谱推荐

姜糖水

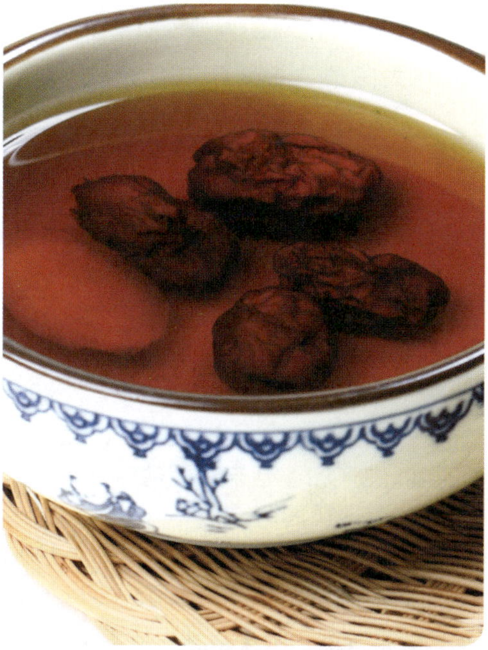

材料 生姜20克，红枣4枚，红糖10克。

做法

1. 红枣洗净；生姜洗净，切片。
2. 锅置火上，放入红糖、姜片、红枣和适量清水，大火烧开后转小火煎煮20分钟，离火，趁热饮用即可。

功效

帮助剖宫产妈妈补气血，恢复气力，利于子宫的收缩与恢复，促进排恶露。

藕粉粥

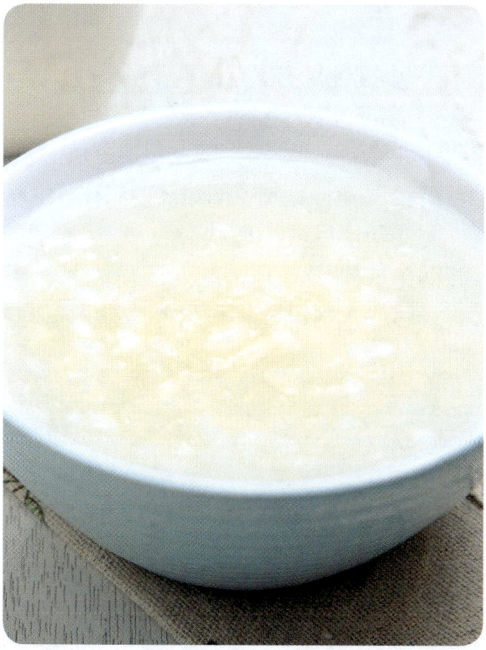

材料 藕粉25克。

调料 白糖2克。

做法

1. 先用少量温水将藕粉化开。
2. 然后再加入适量煮沸的开水，边加水边搅拌，直至藕粉的颜色变成胶状透明的样子。

功效

能及早清除腹内淤血，增进食欲，帮助消化，促进乳汁分泌，气血双补。

顺产妈妈营养食谱推荐

多彩蔬菜羹

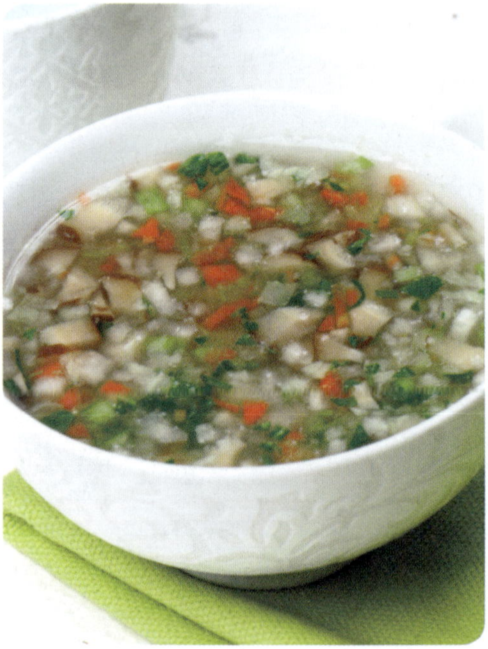

材料 大白菜、油菜各100克，胡萝卜50克，鲜香菇3朵。

调料 盐1克，水淀粉适量。

做法

1. 大白菜、油菜洗净，切末；胡萝卜洗净，切末；鲜香菇洗净，去蒂，放入沸水中焯烫1分钟，捞出，切末。
2. 锅置火上，倒油烧至七成热，放入胡萝卜末炒香后倒入适量清水煮至胡萝卜八成熟，下入大白菜末和油菜末煮至断生，加香菇末，用盐调味，用水淀粉勾薄芡即可。

功效

这款汤羹能提供丰富的维生素和矿物质，可提高抵抗力、促进恢复。

三角面片

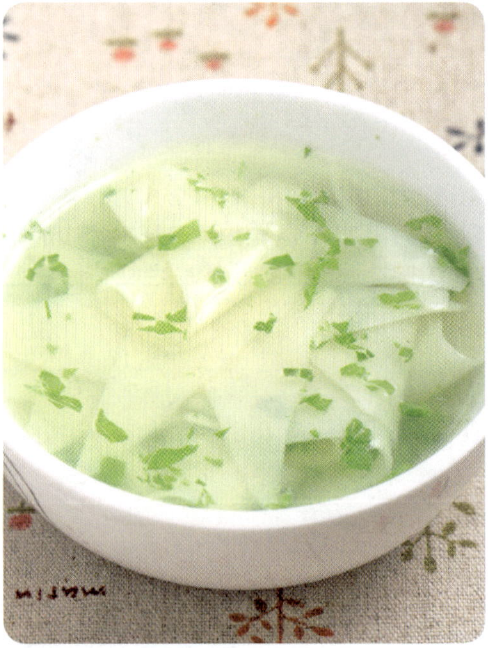

材料 小馄饨片50克，青菜15克。

调料 高汤100克。

做法

1. 青菜洗净，切碎；小馄饨片用刀拦腰切成两半后成小角状。
2. 锅中放高汤煮开，放入三角面片，煮开后放入青菜碎，煮至沸腾即可。

功效

补充水分，利小便。

顺产妈妈产后第 3 天，一日食谱推荐

餐次	搭配建议
早餐（7：00~8：00）	小米粥1碗、白水煮蛋1个
加餐（10：00）	切片面包2片
午餐（12：00~12：30）	软烂面条1碗
加餐（15：30）	苹果1个
晚餐（18：00~19：30）	蛋花汤1碗、青菜包2个
加餐（21：00）	花生红枣小米粥1碗

剖宫产妈妈产后第 3 天，一日食谱推荐

餐次	搭配建议
早餐（7：00~8：00）	红糖小米粥1碗、全麦面包1片
加餐（10：00）	香蕉1根
午餐（12：00~12：30）	多彩蔬菜羹1碗、白水煮蛋1个
加餐（15：30）	蒸鸡蛋羹1碗
晚餐（18：00~19：30）	清汤面1碗
加餐（21：00）	热果汁1杯（200毫升）

第 2 阶段：产后第 2 周
补气养血，促进乳汁分泌

从第 2 周起，新妈妈的体力逐渐恢复，此阶段要经常适量吃一些补血食物，以调理气血，促进子宫收缩。乳汁分泌量逐渐增加，且越来越通畅，若仍不足以提供宝宝的食量，这一周还需要进行促进乳汁分泌的调理。

补充铁元素，补血防产后贫血

铁是组成红细胞的主要元素，如果怀孕期间摄取不足或生产时流血过多，产后更需要补充铁质，防止产后贫血。

食物中的铁有两种状态：一种为血红素铁，存在于动物性食物中，在动物血、动物肝脏、红肉（尤其是牛肉、猪肉）、鸡肉及一些海产品中含量比较多。另一种为非血红素铁，在豆类、全谷（如全麦、燕麦和糙米等）、一些深绿色蔬菜（如西蓝花、菠菜、甘蓝、芦笋）中比较多。动物性食物中的铁比植物性食物中所含的铁更易被人体吸收。吃含铁的食物时一同吃些富含维生素 C 的食物，能促进铁的吸收。同时含较多植酸、单宁等成分的食物少吃，如柿子、咖啡、生菠菜等，会抑制铁的吸收。

多补充维生素

维生素 A： 对于维护子宫内膜组织健康、促进产后恢复有着特别的功效。鱼肝油、蛋、肝、乳类等富含维生素 A。而西蓝花、菠菜、胡萝卜、苋菜和莴笋叶等中含胡萝卜素量较多，胡萝卜素在人体内可以转化成维生素 A。

维生素 B_1： 促进新陈代谢，消除产后疲劳，增强食欲。动物内脏（肝、心、肾）、肉类、豆类、坚果及小米、玉米、糙米、蛋等都富含维生素 B_1。

维生素 C： 增强抵抗力，加速伤口愈合，促进铁吸收。菠菜、芥菜、青椒、柑橘、橙子、草莓、柠檬、葡萄等都富含维生素 C。

维生素 D： 调节钙与磷的吸收与利用，促进骨骼和牙齿健康。人体可以在阳光照射下制造维生素 D。鱼肝油、蛋类、香菇等都富含维生素 D。

补充高蛋白的食物

蛋白质不足会导致乳汁分泌量减少，因此，补充足够的富含蛋白质的食物，如奶类、豆类、蛋、鱼、肉类等，都有利于增加乳汁分泌。麻油鸡或新鲜鱼汤都是提供蛋白质来源及增进乳汁分泌的产后佳肴。

催乳提上日程，多喝汤汤水水

一般来说，产后 2 ~ 3 天，新妈妈分泌的是初乳，量比较少，到产后一周左右奶水就会正式下来，如果此时奶水仍然少或者在喂养期间出现奶水不足的情况，就需要进行催奶了，目的就是让奶水多起来，以满足宝宝的进食需求。

可以喝催奶汤，汤水要多才能下奶。还可以吃一些利水消肿的食物，如乌鸡、鱼、红豆、莴笋、豆腐、玉米等。常用食谱有：花生红豆粥、核桃枸杞紫米粥、黑芝麻花生粥、鱼头豆腐汤、酒酿蛋汤、花生猪蹄汤、海带豆腐汤等。

宜吃些海带补碘和铁

海带中含碘和铁较多，碘是制造甲状腺激素的主要原料，铁是制造血红蛋白的主要原料，新妈妈多吃海带，能增加乳汁中的碘和铁含量，有利于新生儿身体的生长发育，防止呆小症。海带中含丰富的膳食纤维，可促进肠蠕动，有利于促进排泄，使大肠通畅，防止便秘。

食欲不好的新妈妈要多补锌

锌有助于促进伤口痊愈及维持免疫系统正常，并能保持味觉及嗅觉灵敏。富含锌的食物有：牡蛎、动物肝脏、花生、核桃、鱼类、豆类、蛋类、奶类、肉类及苹果等。

早上空腹喝杯温水

空腹喝杯温水可以起到清洁肠道的作用，及时补充夜里身体流失的水分。此外，还能促进胃肠蠕动，防止发生产后便秘，对促进乳汁分泌也很有好处。

辰辰妈经验谈

个人体会，适当补药膳有很好的催乳效果，因为药膳是药物与食物的结合，可谓一举两得。我当时用的是王不留行，从中医角度来讲有活血通经、促进乳汁分泌、利尿等功效，炖鸡或者炖猪蹄的时候放5～10克。但是要注意产后第1周之内不宜食用，以免造成乳腺堵塞。

适合哺乳妈妈的有效补血下奶食材

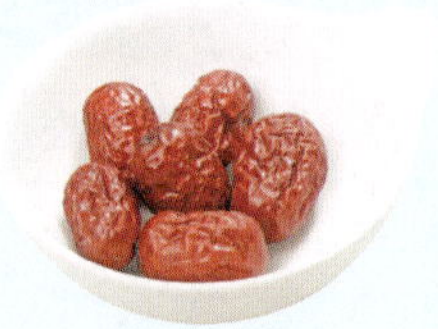

红枣

红枣能够补气养血、通乳。可直接食用，也可在煮粥、煮汤的时候放入几颗。

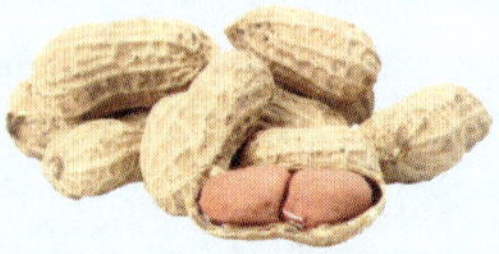

花生

花生含有丰富的蛋白质和脂肪，对产后乳汁不足的新妈妈有养血通乳的作用，花生与通草、猪蹄搭配煲汤，或与牛奶炖煮，都是常见的产后催乳美食。还可以在煮粥、做豆浆时加入适量花生。

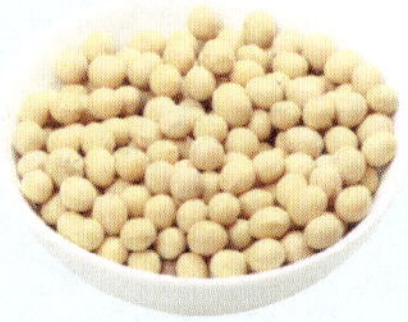

黄豆

黄豆是低脂食品，富含维生素和蛋白质，可补充钙，增强机体免疫功能。黄豆用来做豆浆，可健脾利胃，促进乳汁分泌，利于产后恢复。

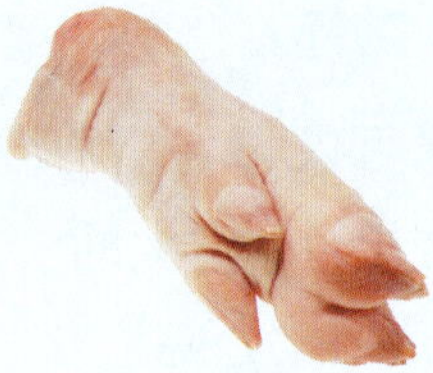

猪蹄

猪蹄是产后常用的滋补佳品，可通乳，有助于细胞新陈代谢，但是猪蹄中胆固醇含量高，血脂较高的新妈妈不宜多吃。

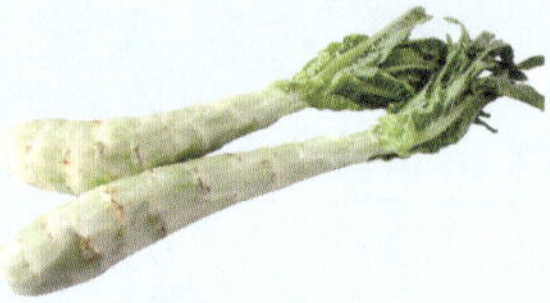

莴笋

莴笋含有多种维生素和矿物质，可促进排尿和乳汁分泌。常用于热炒。

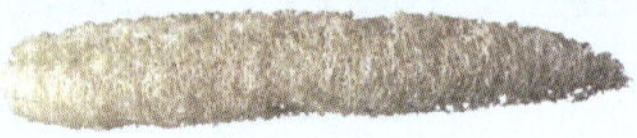

丝瓜络

就是丝瓜的瓜络，可通调乳房气血。

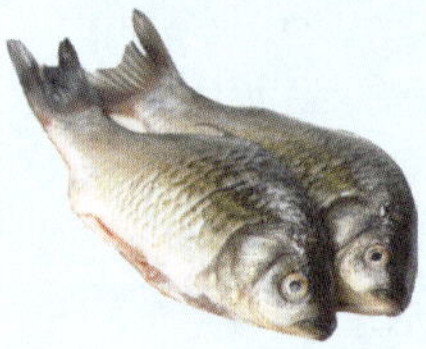

鲫鱼

催乳、补虚。

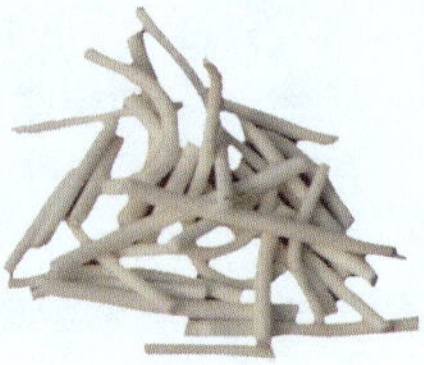

通草

清热通乳。

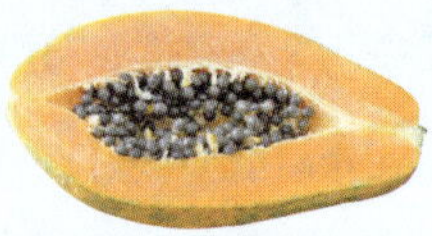

木瓜

催乳、补虚。

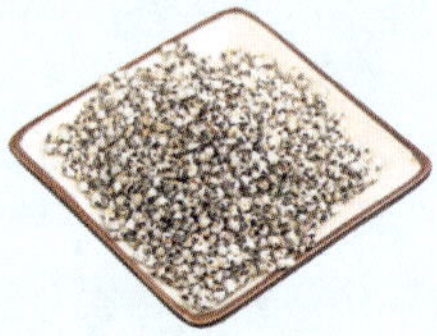

王不留行

活血通经、促进乳汁分泌。

营养食谱推荐

米酒红枣蛋花汤

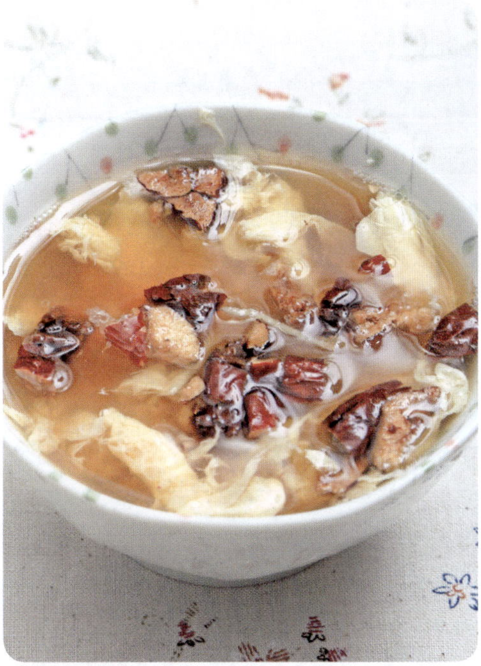

材料 米酒300克，红枣3克，鸡蛋1个。

调料 姜丝5克，红糖适量。

做法

1. 红枣去核，切块；鸡蛋打散备用。
2. 将米酒加2碗清水煮沸，然后加入红枣、姜丝煮沸，倒入鸡蛋液，煮沸后转小火继续煮2～3分钟，然后加入红糖调味即可。

功效

非常好用的催奶方。米酒中有少量的酒精成分，多煮沸一会儿可促使酒精挥发，不会对哺乳妈妈造成影响。

丝瓜络煮对虾

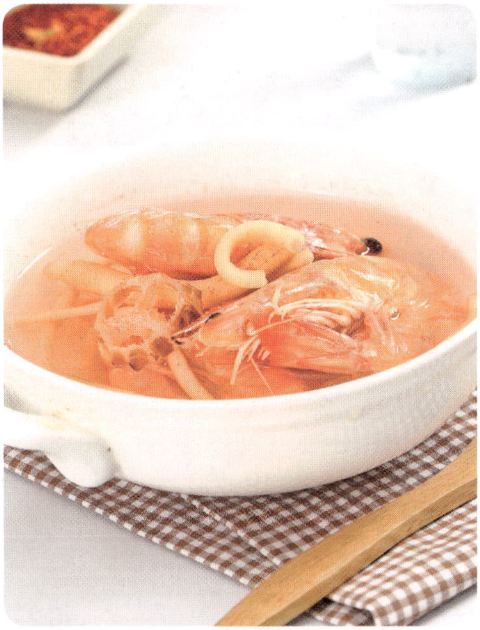

材料 丝瓜络15克，通草10克，对虾2只。

调料 姜片、盐各2克。

做法

1. 丝瓜络、通草分别洗净；虾洗净，去虾线、虾足。
2. 在锅中加入适量清水，清水煮沸后，将丝瓜络、通草、对虾和姜片放入锅中，煮15分钟，快煮熟时加盐调味即可。

功效

这也是非常好用的催奶方。可以直接使用丝瓜制作，但是一定不要去掉瓜络。

顺产妈妈产后第 2 周，一日食谱推荐

餐次	搭配建议
早餐（7：00~8：00）	黄豆芝麻粥1碗、油菜包1个
加餐（10：00）	鸡蛋羹1碗
午餐（12：00~12：30）	虾仁西葫芦1份、牛奶馒头2个
加餐（15：30）	牛奶1杯（250毫升）
晚餐（18：00~19：30）	什锦西蓝花1份、小米粥1碗、芝麻花卷1个
加餐（21：00）	鸡蛋汤1碗

剖宫产妈妈产后第 2 周，一日食谱推荐

餐次	搭配建议
早餐（7：00~8：00）	红枣蒸南瓜3块、热果汁1杯
加餐（10：00）	煮鸡蛋1个
午餐（12：00~12：30）	木瓜鲫鱼汤1碗、面条1碗
加餐（15：30）	鸡蛋羹1碗
晚餐（18：00~19：30）	素炒萝卜丝1份、牛奶馒头2个
加餐（21：00）	鸡肉虾仁馄饨1碗

第3阶段：产后第3～4周 滋养进补，提高乳汁质量

新妈妈产后需要适当进补。这时如果不能保证摄取充足的营养，一定会影响妈妈和宝宝的身体健康。产后第1～2周采用渐进式且温和清淡的饮食方式，同时为帮助伤口复原，饮食上尽量忌食燥热的食物；而第3～4周则应加强营养补充以帮助产妇恢复体力，提高乳汁质量。

喝汤同时也要吃肉

鸡汤、鱼汤、排骨汤含有易于人体吸收的蛋白质、维生素、矿物质，而且味道鲜美，可刺激胃液分泌，提高食欲、促进泌乳，还能补虚补血。可许多人认为营养都在汤里，可以只喝汤不吃肉，其实肉比汤的营养要丰富得多，新妈妈在喝汤的时候也一定要吃肉。

新妈妈要注意防治腰酸背痛

新妈妈要注重骨盆腔和子宫复旧，促进新陈代谢，预防腰酸背痛，在饮食上主要以增强骨质和腰肾功能为主。可以适当食用猪腰、杜仲，比如杜仲猪腰汤、炒腰花等，也可用杜仲煮水饮用。

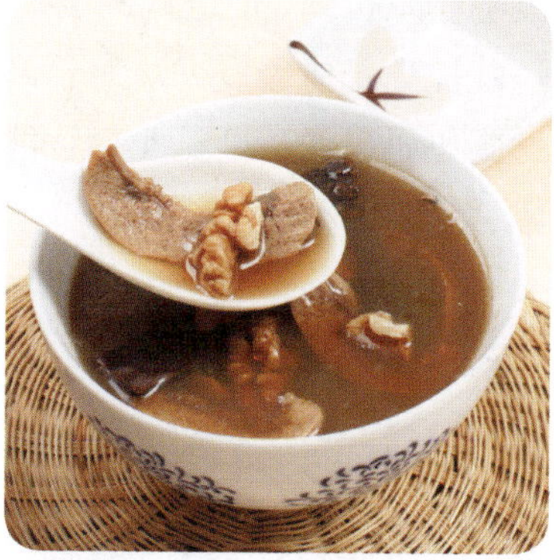

杜仲可补肝肾、强筋骨，常用于肝肾不足引起的腰膝酸痛等症状；猪腰可滋补肾阴。

每天都吃些水果

产后第3周，新妈妈的伤口基本愈合，恶露也基本排出，并且经过前两周的精心调理，身体应该轻松多了。此时每天可吃200克左右的水果，如苹果、木瓜、葡萄、樱桃等，补充丰富的维生素，让乳汁营养更丰富。最好选择当季的新鲜水果，但是不要想吃多少就吃多少，以免加重脾胃负担。也不要吃太凉的水果，放至常温再吃。

妈妈补钙强健骨骼、提升精气神

钙能强化骨骼和牙齿，具有调节心跳及肌肉收缩的功能，如果不想将来身高缩水，新妈妈产后仍需多摄取钙。另外，如果产后新妈妈总感觉浑身没劲，四肢乏力，懒洋洋地提不起精神，也需要多摄入一些含钙的食物。富含钙的食物有乳类及其制品、黑芝麻、虾仁、牡蛎、干贝、海带、肉类、鸡蛋、豆类及其制品、银耳、土豆、核桃仁、西瓜子、南瓜子等。

适当多吃菌菇类食物

菌菇类食物，如金针菇、草菇、香菇、猴头菇、木耳等，不仅热量低，还富含膳食纤维、B族维生素和矿物质，能够有效抗癌、促进代谢、降低胆固醇，还能提高身体免疫力。对于产后想瘦身的新妈妈来说，菌菇类食物能增加饱腹感，可帮助减肥。

适当吃甜食能缓解抑郁，但是不宜贪食

一般来讲，月子里，哺乳妈妈还没完全适应角色的转化，再加上身体的疼痛、带孩子的疲劳，往往容易情绪不好。如果不及时调节好心情，容易导致产后抑郁。这个时候适当吃些甜食，可以使人心情愉悦，改善不良情绪。

但是甜食尽量选择红枣、黑枣、桂圆、葡萄干等健康食品，而不宜选择巧克力、碳酸饮料等，不宜过多吃甜点、蛋糕等，这些食物吃得太多，不仅会影响食欲、增加体内钙流失，还可能使热量过剩而转化为脂肪堆积在体内，引起肥胖，不利于身材恢复。

补充维生素A，防止宝宝生长缓慢

维生素A和细胞的完整性有关，它能够帮助细胞对抗氧化，增强免疫细胞的活力，提高免疫细胞的数量。哺乳的妈妈如果乳汁中缺乏维生素A，就会使宝宝生长缓慢，对眼部、呼吸道、泌尿系统的健康发育造成不良影响。

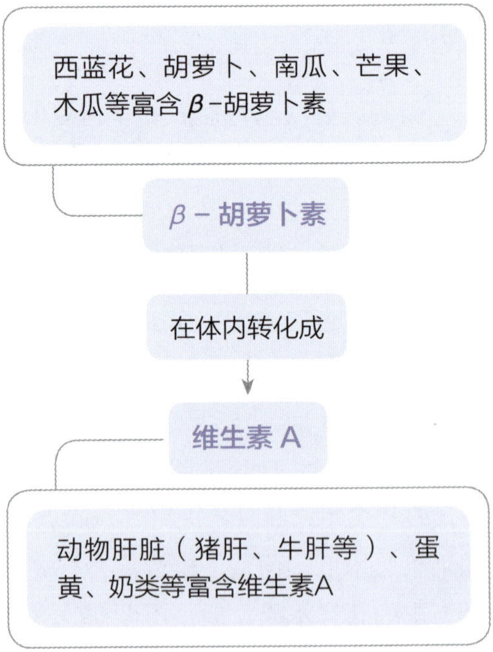

营养食谱推荐

原味蔬菜汤

材料 黄豆芽、紫甘蓝、西芹各100克，丝瓜50克。

做法

1. 黄豆芽洗净，掐去根部；紫甘蓝洗净，切丝；丝瓜洗净，去皮、去瓤，切段；西芹洗净，切段。
2. 将这些蔬菜放入锅中，加入适量水煮至熟即可喝汤吃菜。

功效

原味蔬菜汤就是不添加任何调味料，味道清淡，为新妈妈补充维生素和矿物质，有很好的催乳功效，每天坚持喝1～2碗。

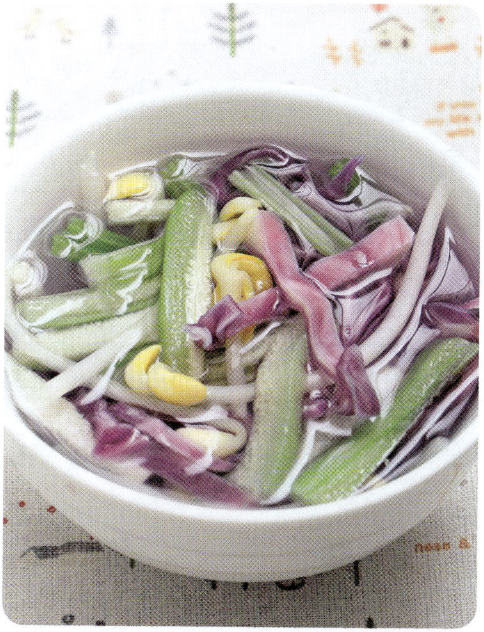

金针菇蒸鸡腿

材料 鸡腿2只，金针菇100克，泡发木耳50克。

调料 姜末、蒜末、蚝油、白糖、盐各适量。

做法

1. 鸡腿洗净，剁成块，焯至半熟；泡发木耳洗净，切丝；金针菇去根部，洗净后切段；将蚝油、白糖、盐、清水、姜末、蒜末拌匀，做成酱汁。
2. 在鸡腿上铺一层木耳丝和金针菇，均匀地浇入酱汁，大火隔水蒸15分钟即可。

功效

鸡腿中蛋白质容易被人体吸收利用，与金针菇搭配，可增强体力。

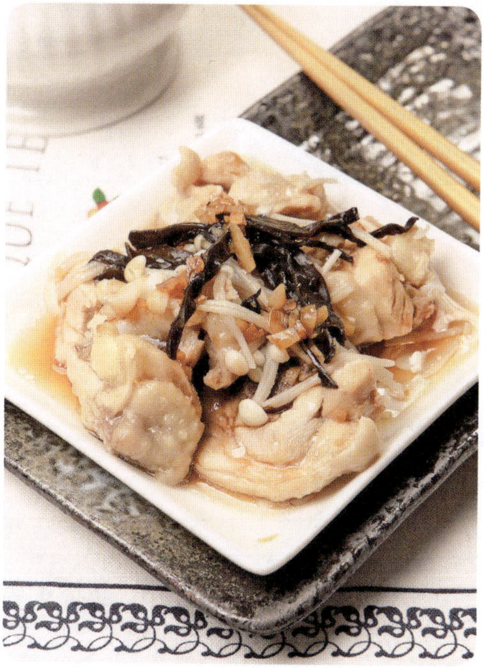

顺产妈妈产后第 3 周，一日食谱推荐

餐次	搭配建议
早餐（7：00~8：00）	小米红豆粥1碗、红烧冬瓜1份
加餐（10：00）	葱油饼1个
午餐（12：00~12：30）	猪蹄花生浓汤1碗、牛奶馒头2个、葱烧海参1份
加餐（15：30）	鸡蛋羹1碗
晚餐（18：00~19：30）	香菇肉末油菜1份、花卷1个
加餐（21：00）	煮鸡蛋1个

剖宫产妈妈产后第 3 周，一日食谱推荐

餐次	搭配建议
早餐（7：00~8：00）	紫菜包饭3个、牛肉炒菠菜1份
加餐（10：00）	煮鸡蛋1个
午餐（12：00~12：30）	香菜炒猪血1份、米饭1碗、花生桂圆红枣汤1碗
加餐（15：30）	南瓜饼1个
晚餐（18：00~19：30）	干煸豆角1份、馒头1个
加餐（21：00）	酸奶1盒（125克）

一定要重点看

素食妈妈怎么吃最健康

素食妈妈的饮食配比

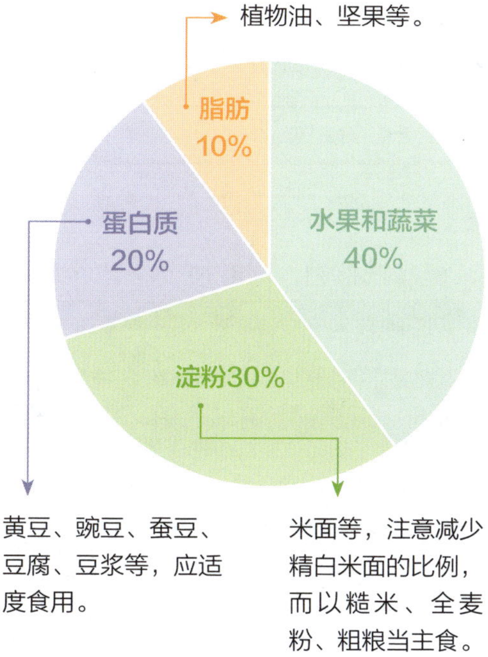

怎么吃素食最健康

每天吃豆制品

豆制品中富含钙、铁、蛋白质等，大豆异黄酮还有双向调节人体雌激素的功能，有助于刺激泌乳素的产生。素食妈妈的饮食中一定不要缺少豆类及豆制品，尤其推荐多饮豆浆，因豆浆中含有优质蛋白质，可与牛奶相媲美，而脂肪含量比牛奶低，同时还含有钾、铁、维生素 E 等物质。

每天喝原味蔬菜汤

原味蔬菜汤就是以各类蔬菜为原料煮汤食用，如黄豆芽、西蓝花、菜椒、丝瓜、菠菜等，每天选择 4 种以上新鲜蔬菜。每天坚持喝有催乳的功效。

适当多吃坚果类食物

坚果中富含蛋白质、不饱和脂肪酸、维生素和钙、铁、锌等矿物质，能够为新妈妈提供热量，还能促进乳汁分泌。如花生、核桃、芝麻、腰果等都是不错的选择。

加强 B 族维生素的摄取

B 族维生素可以促进身体的热量代谢，还能维持情绪稳定，促进血液循环，帮助产后器官恢复。如豆类、糙米、香蕉、葡萄、核桃等均富含 B 族维生素。

补铁补血

为了弥补生产过程中损耗的气血，新妈妈要注意补铁，含铁丰富的素食有木耳、芝麻、菠菜、黄豆、海带等。

第4阶段：产后第5～6周
增强体质，恢复正常生活

从中医角度看，产后新妈妈体内的气血大为亏虚；从营养学角度看，产后新妈妈体内会流失大量的微量元素，当人体内缺乏必要的微量元素时，身体的防护能力就会大大削弱，很容易引起疾病。所以，只有增强抗病能力，才能在体内建造一道预防疾病入侵的“防火墙”。

多吃可提高免疫力的食物

此阶段，新妈妈需要调理自己的身体，提高抵抗力，同时还要将营养加以转化，通过乳汁输送给婴儿，因此必须加强饮食调养，补充足够的营养素。可以吃些富含蛋白质、维生素A、维生素C、钙、铁、锌、硒的食物，以增强体质，比如牛肉、鸡肉、海产品、牛奶、动物血、鸡蛋、胡萝卜、南瓜、菌藻类等都是不错的选择。

可以食用的蔬菜和水果更多了

月子期间的饮食要均衡、多样化，产后第4周新妈妈的身体状况已经大有好转，饮食上肉、蛋、蔬菜、水果等要均衡，尤其是蔬菜的种类可以相比之前更丰富些，绿叶蔬菜、根茎蔬菜都可变换花样食用，以满足身体的营养需求，也能让乳汁的成分更均衡，更有利于宝宝健康。蔬菜中大量的维生素对于新妈妈的精神恢复、避免抑郁也大有好处。

适当多吃富含锌、硒的食物

锌能维持细胞膜的稳定和免疫系统的完整性，提高人体免疫功能。锌的绝好来源是牡蛎、扇贝、虾等海产品以及坚果等。

硒能提高人体的免疫功能，增强对疾病的抵抗能力，并加强淋巴细胞的抗癌能力，可多吃鱼、牡蛎、肉类、洋葱、番茄、西蓝花、黑芝麻等。

适当喝酸奶补钙、防便秘

酸奶中富含益生菌和钙，能够促进肠道蠕动，还能补钙。产后第 5 ~ 6 周，新妈妈的脾胃功能基本恢复，适当喝酸奶，能够帮助消化、防止便秘，还能帮助补钙。新妈妈这个时候仍然注意不能食用寒凉食物，酸奶不要从冰箱拿出来就喝，而要放至常温后再喝。

吃些可改善睡眠的食物

有很多新妈妈产后会因为身体疲劳、带孩子的压力、心情抑郁等因素而出现睡眠不好的情况，这会极大地影响新妈妈的身体恢复。睡眠不好时除了调整心情，释放压力以外，最好吃些富含色氨酸、碳水化合物、B 族维生素的食物，可改善睡眠。

色氨酸
小米、香蕉、牛奶

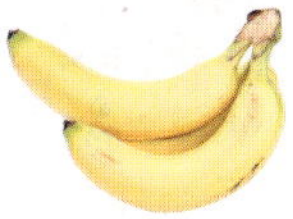

安神、催眠

碳水化合物
大米、小米、黄豆、红豆

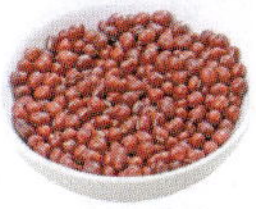

增加血液中的色氨酸浓度

B 族维生素
花生、全谷类等

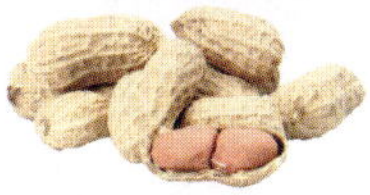

维持神经系统健康，消除烦躁

多吃些补气的食物

新妈妈分娩后，一般都会有气虚和血虚的问题。气虚表现为气短、乏力、易出汗，有的还有脱肛、子宫下垂等症状。气能生血，所以新妈妈可以多吃一些具有补气功效的食物，有效地滋补元气，比如牛肉、乌鸡、鳝鱼、山药、莲藕、栗子、红枣、糯米等，但这些食物一定要烹调得比较软烂，这样更有助于新妈妈吸收，使这些食物充分发挥出补气的功效。

想要筋骨好，补磷必不可少

磷与钙一样，都是构成骨骼的主要成分。燕麦、全谷类食物、奶制品、豆类、杏仁、花生、鸡肉、猪肉、牛肉和海产品中均含有丰富的磷，产后新妈妈可有针对性地补充。

选择健康零食，尽量不吃巧克力

新妈妈食用零食一定不要选择高糖、高盐、高脂肪的垃圾食品，如油炸食品、膨化食品等，街头烧烤更因其卫生无法保证而要远离。应选择可提供营养的酸奶、牛肉干、水果干、花生、核桃、瓜子、苏打饼干等。零食最好在两餐之间吃，并且不要吃得太多，以免影响正餐的摄入。

另外，巧克力富含高热量、高糖分，容易造成产后肥胖，而且其所含的可可碱容易渗入母乳中并在婴儿体内蓄积，会损伤神经系统和心脏，从而致使婴儿消化不良、睡眠不稳、哭闹不停。所以产后的新妈妈最好不吃巧克力。

不宜喝碳酸饮料

碳酸饮料中含糖量过高，几乎不含什么营养，已经被世界卫生组织列为垃圾食品。长期饮用会增加骨质疏松症的患病风险，新妈妈不宜饮用。新妈妈喝饮料最好喝纯果汁，自己打制，既新鲜营养、不含任何防腐剂和添加剂，又对妈妈和宝宝的健康都有好处。

马大夫温馨提醒

牛奶中富含钙质、蛋白质和钾等多种有益骨骼的营养成分，新妈妈可每天喝2杯（300~500毫升），不仅能促进乳汁的分泌，还能防止缺钙。

喝牛奶时最好搭配一些淀粉类的食物如馒头、面包等同食，可促进消化和吸收。另外，新妈妈如果睡眠欠佳，也可以改在睡前喝牛奶，能够起到改善睡眠的作用。

营养食谱推荐

薏米南瓜汤

材料 南瓜 200 克，薏米 60 克，胡萝卜 1 根。

调料 白糖、牛奶各适量。

做法

1. 薏米淘洗干净，用清水泡软；南瓜去皮去子，洗净，蒸熟，放入搅拌机中打成泥；胡萝卜洗净，切大块。
2. 锅置火上，放入胡萝卜块和适量清水烧开后再煮 20 分钟，捞出胡萝卜块不用，在汤中倒入南瓜泥，用白糖、牛奶调味，加薏米煮熟即可。

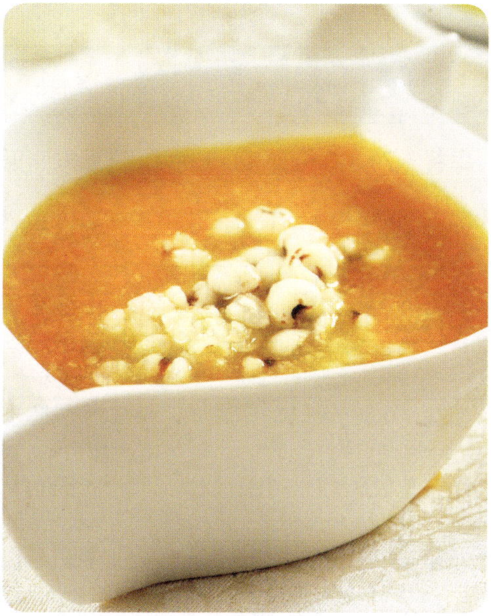

排骨豆腐虾皮汤

材料 排骨 250 克，豆腐 300 克，虾皮 5 克，洋葱 50 克。

调料 姜片、盐各适量。

做法

1. 排骨洗净，用沸水焯烫，捞出沥干；豆腐切块；洋葱去老皮，洗净，切块。
2. 将排骨、姜片放入砂锅内，加入适量水，大火煮沸，转小火继续炖煮至七成熟；加豆腐块、虾皮、洋葱块，继续小火炖煮至熟，加盐调味即可。

功效

豆腐、排骨富含钙和蛋白质，虾皮含钙较多，钙是骨质生长的必需材料，此汤对产后新妈妈可起到防止骨质疏松的作用。

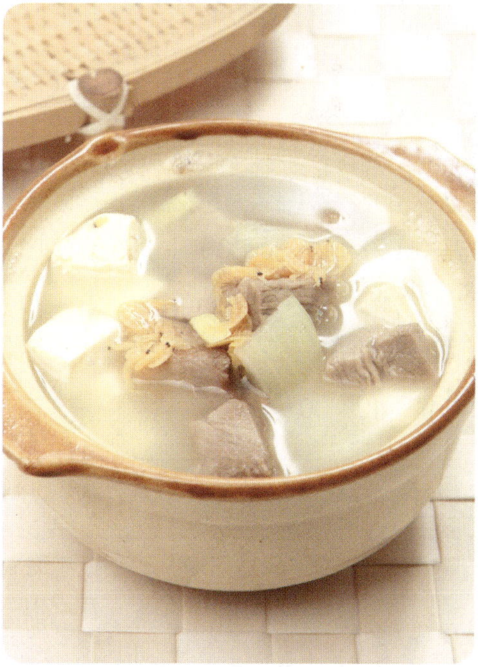

顺产妈妈产后第 6 周，一日食谱推荐

餐次	搭配建议
早餐（7：00~8：00）	薏米南瓜汤1碗、全麦面包2片
加餐（10：00）	煮鸡蛋1个
午餐（12：00~12：30）	干煸鳝段1份、蒜蓉西蓝花1份、红豆饭1碗、红枣莲子鸡汤1碗
加餐（15：30）	葱香糯米卷1个、蜂蜜梨水1杯
晚餐（18：00~19：30）	什锦面1份、香蕉1根
加餐（21：00）	牛奶1杯（250毫升）

剖宫产妈妈产后第 6 周，一日食谱推荐

餐次	搭配建议
早餐（7：00~8：00）	紫薯1个、丝瓜炖豆腐1份、牛奶1杯（250毫升）
加餐（10：00）	苹果1个、杂粮包1个
午餐（12：00~12：30）	番茄炖牛腩1份、玉米面发糕1块、排骨豆腐虾皮汤1碗、白灼芥蓝1份
加餐（15：30）	蒸南瓜3块（250克）
晚餐（18：00~19：30）	疙瘩汤1碗、果仁菠菜1份
加餐（21：00）	南瓜柚子牛奶1杯（250毫升）

Part 4

产后恢复必不可少的营养素和补益食材

新妈妈既想要给宝宝提供充足的母乳，还想尽快恢复美丽身材，这就要求必须知道吃什么好、怎么吃，顺利度过产后恢复期。

一定要重点看

补对营养素，提升免疫力

维生素 A

维生素 A 有助于保护肝脏、维持正常的视觉功能、调节细胞组织的生长，对促进产后恢复有着特别的功效。人体维生素 A 的来源主要是动物性食物和富含 β－胡萝卜素的植物性食物，因为 β－胡萝卜素进入人体后可转化成维生素 A。因此在饮食中，除了进食富含维生素 A 的动物性食物外，还要适当食用富含 β－胡萝卜素的蔬菜、水果、谷豆等。

常见食物中所含维生素 A 的量

每100克可食部含量

食物	羊肝	猪肝	胡萝卜（β-胡萝卜）	菠菜（β-胡萝卜）	鸡蛋黄	鸡肉	芒果（β-胡萝卜）
含量（微克）	20972	4972	668	487	438	226	150

维生素 B_1

维生素 B_1 有助于促进新陈代谢，消除产后疲劳，增进食欲，还可以改善精神状况。维生素 B_1 存在于所有谷类、花生、核桃、黄豆、扁豆等中，动物内脏、蛋类及绿叶菜中含量也较高。

加工越精细的米面，维生素 B_1 含量越少，因此不要总吃精白米面，要粗细搭配，多吃各种豆类杂粮。因为维生素 B_1 极易溶于水，因此在淘米时淘洗次数不宜过多，以免致其流失。同时，熬粥的时候不要加碱，因为它在碱性环境下容易被破坏。

常见食物中所含维生素 B_1 的量

每100克可食部含量

食物	花生	猪瘦肉	黄豆	小米	小麦粉	玉米	白菜
含量（毫克）	0.72	0.54	0.41	0.33	0.28	0.27	0.02

维生素 C

维生素 C 可以增强免疫力，修补组织、加速伤口愈合，帮助产后新妈妈尽快恢复正常生活状态。有贫血症状的新妈妈在补充含铁的食物时也应适当多吃一些富含维生素 C 的食物，因为维生素 C 能促进铁的吸收。

新鲜蔬果中均含有维生素 C，比如甜椒、菠菜、莴笋、苦瓜、鲜枣、猕猴桃、橙子、草莓等维生素 C 含量丰富，适当食用可有效补充维生素 C。黄豆、绿豆等豆类中维生素 C 的含量不高，加水浸泡生成豆芽后，不仅维生素 C 含量有所增长，蛋白质的利用率也随之提高。

另外，维生素 C 是水溶性维生素，因此烹调富含维生素 C 的蔬菜时宜现洗现切、大火快炒，以防流失。

常见食物中所含维生素 C 的量

每100克可食部含量

食物	鲜枣	甜椒	猕猴桃	草莓	毛豆	葡萄	白萝卜
含量（毫克）	243	72	62	47	27	25	21

维生素 D

维生素 D 是一种脂溶性维生素，可以全面调节钙代谢，增加钙在小肠的吸收，维持血中钙和磷的正常浓度，促使骨和软骨正常钙化，维护骨骼和牙齿健康，帮助新妈妈产后骨盆恢复，强健体魄。

目前有关食物中维生素 D 含量的数据很少，主要原因是天然食物中很少富含维生素 D，香菇、牛奶、鸡蛋含有较多的维生素 D。另外一个主要的维生素 D 来源是晒太阳，上午 9 ~ 10 点和下午 3 ~ 4 点都是晒太阳补维生素 D 的好时段。

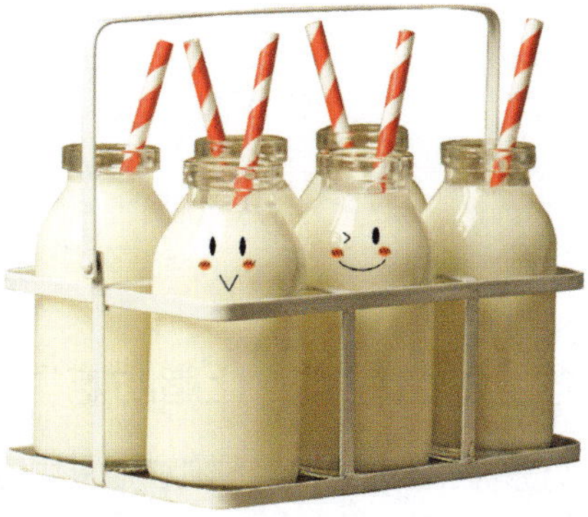

脂肪

脂肪对新妈妈来说十分重要，它最主要的功能就是储备热量，保护内脏，滋润肌肤及头发，储存及运送脂溶性维生素，同时也维持着免疫系统的正常运行。哺乳的新妈妈更应进食一些含优质脂肪的食物，帮助泌乳。

摄入脂肪，以瘦肉、低脂牛奶、鱼、虾等低脂、高蛋白食物为首选。不吃动物油，烹调用植物油，最好选择橄榄油、豆油、紫苏油等，但也要控制用量，每天不超过 25 克。吃鸡、鸭、鹅时，去除外皮和脂肪层。喝汤的时候撇掉上层的浮油，以免油脂摄入过多。核桃、腰果、松子等坚果富含不饱和脂肪酸，对健康有益，可以每天吃 1 小把。

常见食物中所含脂肪的量

每100克可食部含量

食物	含量（克）	食物	含量（克）
核桃 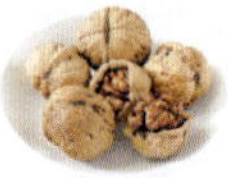	29.9	鸭胸肉 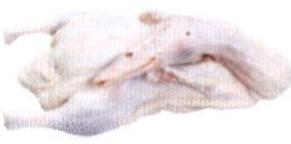	1.5
鸡蛋黄 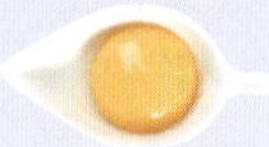	28.2	罗非鱼 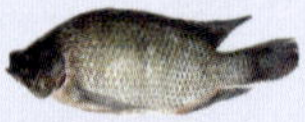	1.5
猪里脊 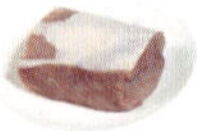	7.9	牛里脊 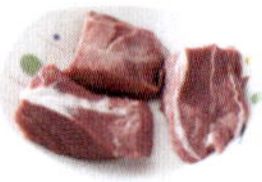	0.9
鸡胸肉 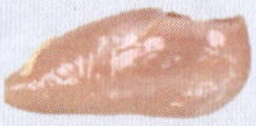	5.0		

学会饮食替换，让脂肪吃得更健康

好脂肪，就是富含不饱和脂肪酸的食物，大多来源于天然的动植物。而坏脂肪，就是富含饱和脂肪酸或反式脂肪酸的食物，常来源于加工食品。学会把坏脂肪替换成好脂肪，饮食才会更健康。

含反式脂肪酸、饱和脂肪酸的食物

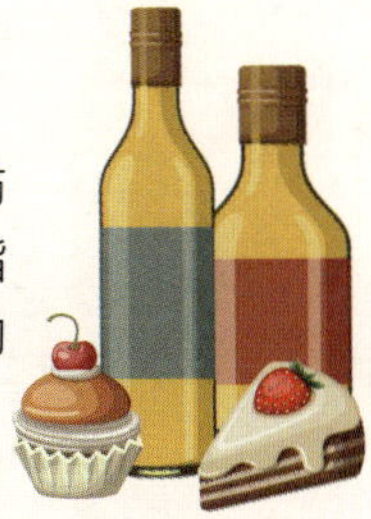

替换

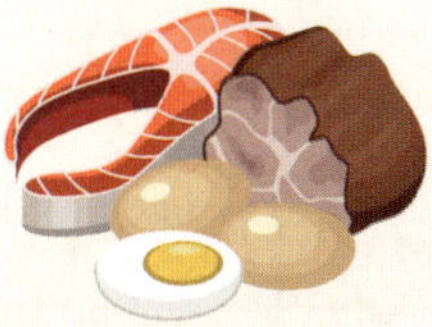

含不饱和脂肪酸的食物

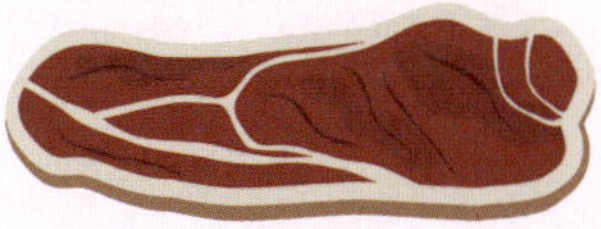

红肉

替换

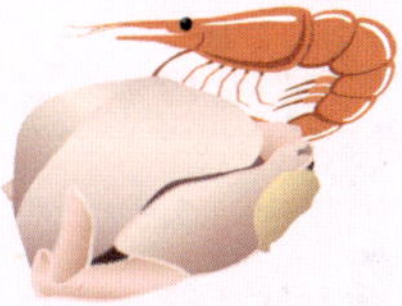

白肉

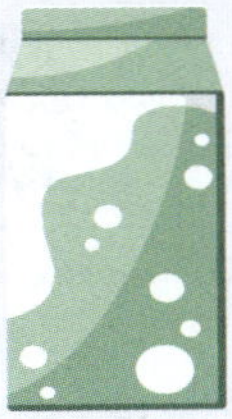

全脂牛奶

替换

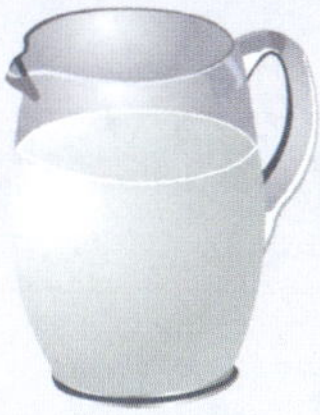

脱脂牛奶

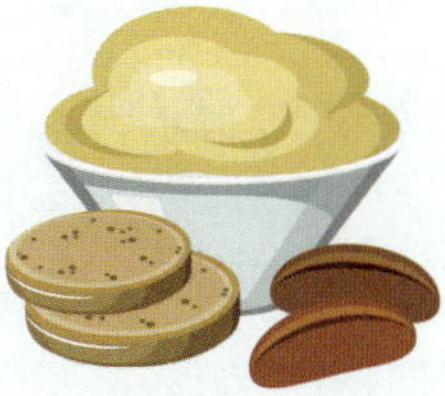

加工食品

替换

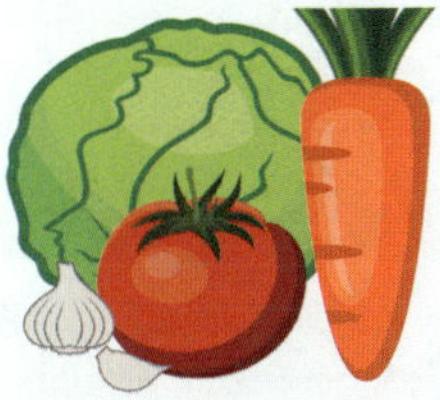

天然食品

蛋白质

蛋白质的主要功能是修复机体组织，维持免疫力，促进伤口愈合，消除身体疲劳，同时还可以促进新妈妈乳汁分泌，对于哺乳的新妈妈来说尤其重要。蛋白质中氨基酸的组成不同，最好将不同种类的食物搭配食用，可实现蛋白质的互补，提高蛋白质的利用率，比如米豆搭配、荤素搭配。

动物性蛋白质和大豆及豆制品中的植物性蛋白质属于优质蛋白质，占膳食蛋白质总量的 30% ~ 50%。但是以动物性食物为主要蛋白质来源时，容易导致脂肪和胆固醇摄入较多；而植物性蛋白质的吸收利用又不如动物性蛋白质。因此，二者并不能互相替代，从膳食平衡的角度看，食物多样是平衡膳食的基本原则，二者应科学合理地摄入。

植物性蛋白质

蛋白质含量不算高，却是人们的主食，所以仍是膳食蛋白质的主要来源。

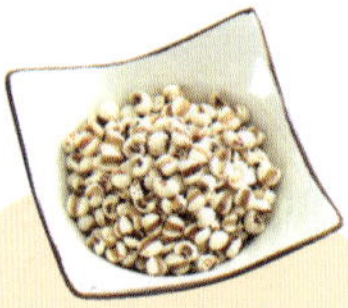

谷类

大米、小米、薏米、燕麦、荞麦等

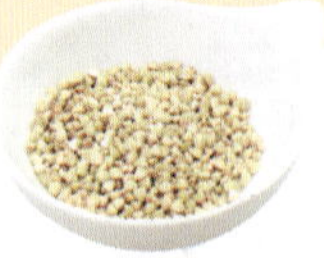

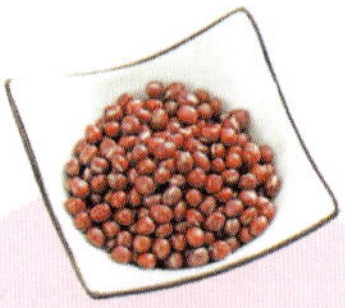

杂豆类

红豆、绿豆、鹰嘴豆等

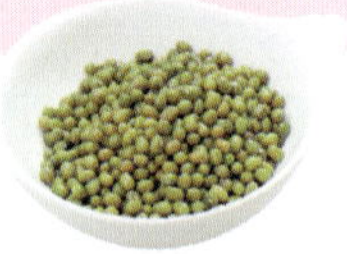

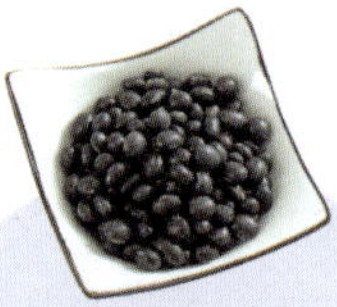

大豆及豆制品

黄豆、黑豆、青豆、豆腐、豆腐皮等

含蛋白质高达36%~40%，在体内的利用率较高，是植物性蛋白质的好来源。

动物性蛋白质

动物性蛋白质所含的必需氨基酸种类齐全、比例合理，在人体的吸收利用率较高，不足之处是肉蛋类食物含有较多的饱和脂肪酸，过量食用易对心脑血管造成损害。

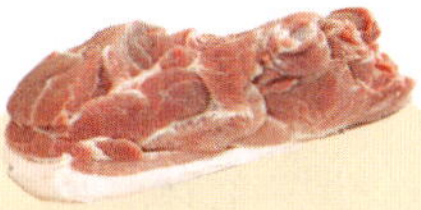

鱼、肉类

瘦畜肉，去皮禽肉，各类鱼肉

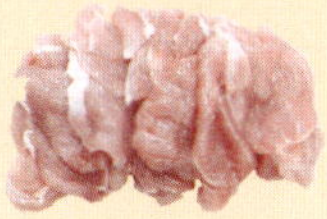

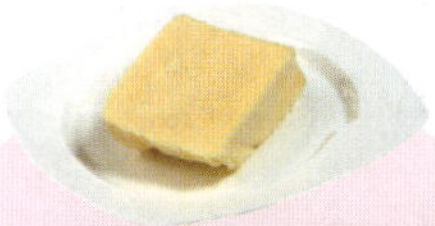

奶及奶制品类

牛奶、奶酪、酸奶

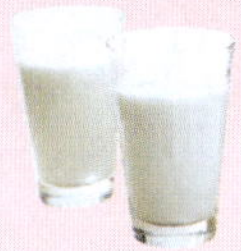

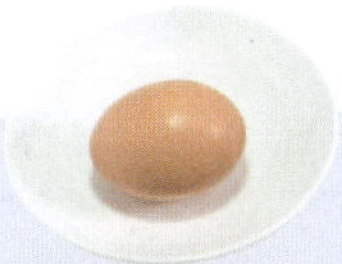

蛋类

鸡蛋、鸭蛋、鹌鹑蛋

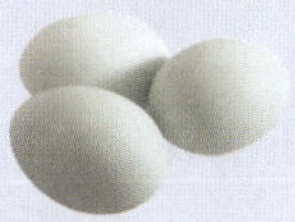

常见食物中所含蛋白质的量

食物		含量（克）
黄豆	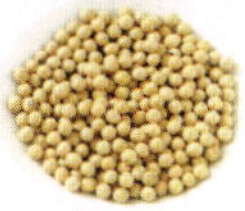	35.0
绿豆	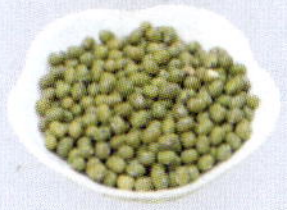	21.6
猪瘦肉	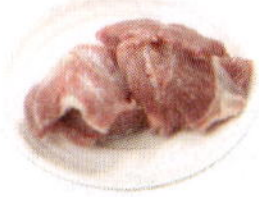	20.3
牛肉	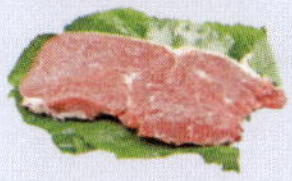	19.9
兔肉	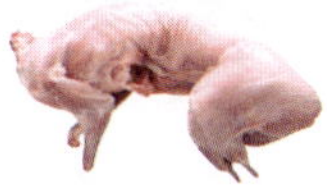	19.7
鲫鱼	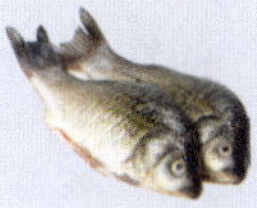	17.1
草鱼	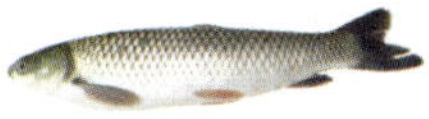	16.6
荞麦	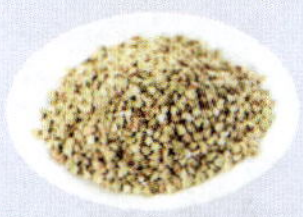	9.3

每100克可食部含量

碳水化合物

碳水化合物是人体最直接有效的热量来源，可以为人体补充活动所需的热量，对于产后新妈妈的体力恢复极有好处。但是碳水化合物补充要适量，避免热量过多造成产后肥胖。

一般来说，要吃多种多样的谷类、水果和蔬菜，尽可能多吃些全谷物及其制品，少吃精加工的食物，比如全麦面包、全麦面条、糙米、燕麦、荞麦面、小麦片等都是很好的选择，少吃蛋糕、饼干、甜点及甜饮料等。

马大夫温馨提醒

大家熟悉的葡萄糖属于单糖，蔗糖属于双糖，米、面、薯类等中所含的淀粉属于多糖。水果、蜂蜜中含较多葡萄糖。蔗糖主要存在于白砂糖、方糖、红糖中。

对于患有糖尿病的新妈妈来说，葡萄糖和蔗糖要尽量少摄入，米、面、薯类等要选择血糖生成指数低的，水果则要在血糖控制较好的情况下适当吃。

常见食物中所含碳水化合物的量

每100克可食部含量

食物	含量（克）	食物	含量（克）
面条 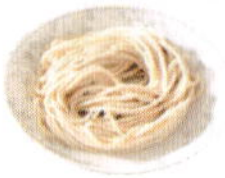	61.9	土豆 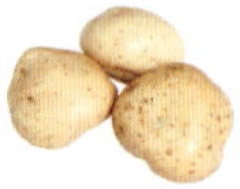	17.2
馒头 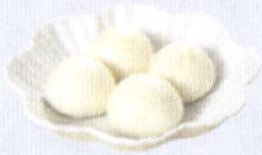	47.0	苹果 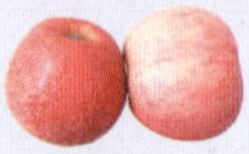	13.5
花卷 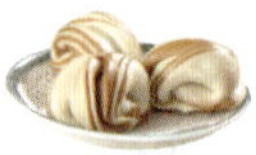	45.6	白菜 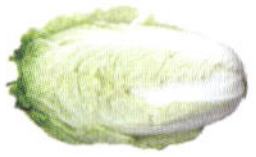	3.2
黄豆 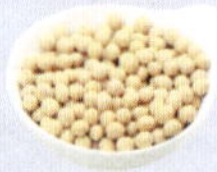	34.2		

膳食纤维

富含膳食纤维的食物是新妈妈产后瘦身的佳品，能够增强饱腹感，防止人体进食过多，预防肥胖，还能抑制人体吸收多余的脂肪，降低脂肪肝的发生率。另外，还有助于促进肠胃蠕动，缓解产后便秘，防治痔疮。

建议：膳食纤维日摄取量 25 ~ 35 克

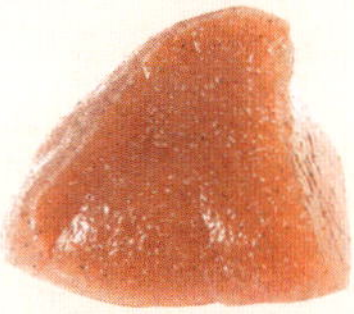

80克魔芋

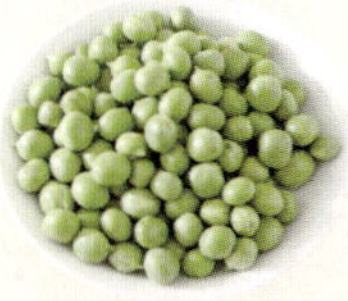

50克豌豆

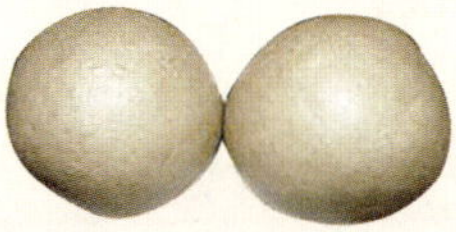

100克荞麦馒头

注：25~35克膳食纤维，成人每天大约吃80克魔芋、50克豌豆和100克荞麦馒头就够了。此处的食材类别和克数是建议用量，读者可根据实际情况摄取。

常见食物中所含膳食纤维的量

每100克可食部含量

食物		含量（克）	食物		含量（克）
黄豆	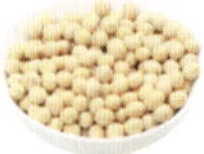	45.5	荞麦	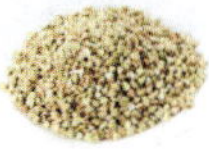	6.5
魔芋	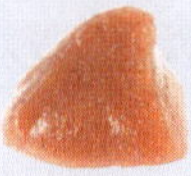	20~30	燕麦	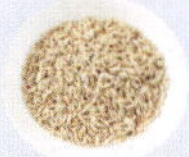	5.3
豌豆	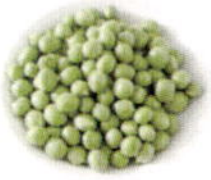	10.4	芹菜	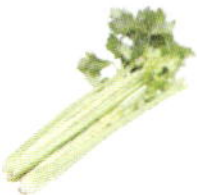	1.2
红豆	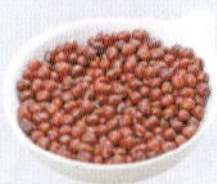	7.7			

小米·滋阴养血补虚佳品

小米具有滋阴养血的功能，帮助产后新妈妈恢复体力。小米还有健脾和中、益肾气等功效，是缓解产后新妈妈脾胃虚弱、食欲缺乏、呕吐、反胃等症状的良品。同时，小米中的 B 族维生素能促进乳汁分泌。新妈妈多吃小米可以为宝宝提供更多的乳汁。

这样吃更健康

1 小米中氨基酸的组成并不理想，所以最好和黄豆或肉类食物混合食用，以提高小米中蛋白质的利用率，补充小米的不足。

2 产后不宜以小米为唯一主食，应注意搭配，以免营养失衡。

3 小米粥能帮助人安然入睡，睡前喝小米粥可以让新妈妈睡得香。

4 小米可以做成饭、粥等主食，还可以磨粉后做成各类糕饼。

饮食搭配

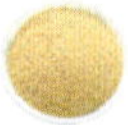 小米	+	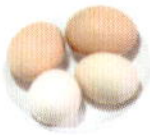 鸡蛋	✔ **提高蛋白质的吸收**
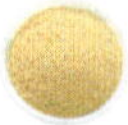 小米	+	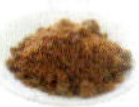 红糖	✔ **补虚损、排恶露**
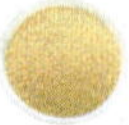 小米	+	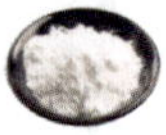 碱	✘ **破坏B族维生素**

鸡蛋红糖小米粥

材料 小米 80 克，鸡蛋 1 个。

调料 红糖适量。

做法

1. 小米淘洗干净；鸡蛋打散。
2. 锅中加适量清水烧开，加小米大火煮沸，转小火熬煮，待粥烂，加鸡蛋液搅匀，稍煮，加红糖搅拌即可。

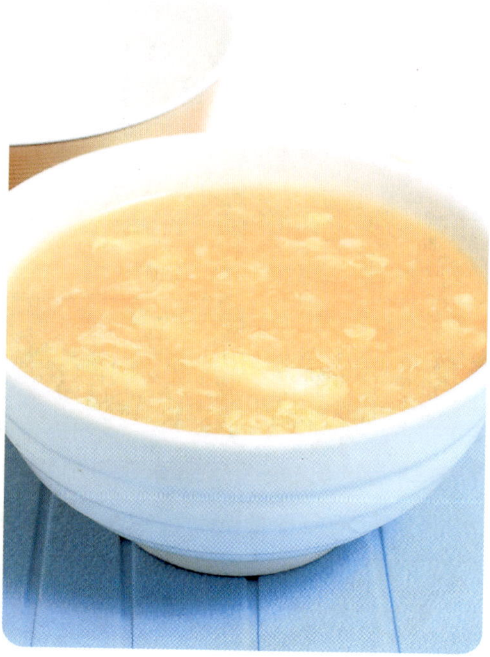

红豆·补血增乳

红豆富含蛋白质、膳食纤维、B族维生素和各种矿物质，营养价值比较高，是产后新妈妈进补的理想食材，不但能缓解水肿、增强体质，还可以补血增乳，预防产后贫血。

这样吃更健康

1 可以将红豆煮汤喝，也可以做成豆沙包、红豆饭、豆沙糯米团等，还可以熬制红豆粥来喝。

2 红豆有利尿的作用，所以尿多的人应少食。

饮食搭配

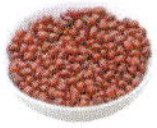 红豆	+	 薏米	**利尿、祛湿、消肿**
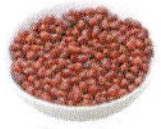 红豆	+	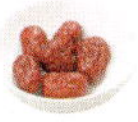 红枣	**补益心脾**

百合莲子红豆粥

材料 红豆200克，莲子、百合各15克。

调料 冰糖、陈皮各适量。

做法

1. 红豆、莲子、百合洗净，泡2小时。
2. 锅中放水煮沸，放红豆煮沸，煲1小时，加莲子、百合、陈皮煲0.5小时，加冰糖调味即可。

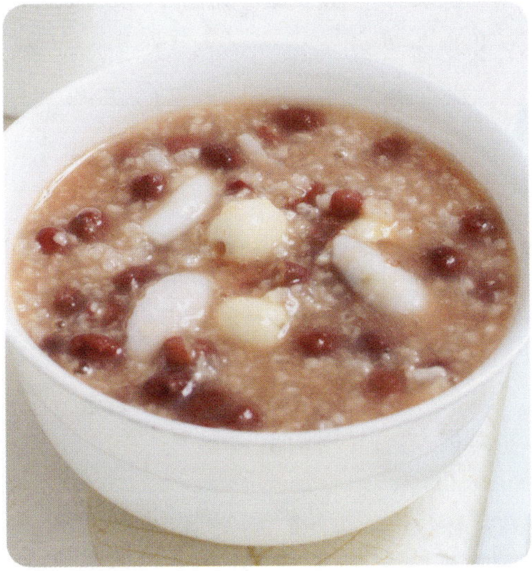

鸡蛋·补充蛋白质，促进乳汁分泌

鸡蛋含有人体最容易吸收的蛋白质，被人们称作“理想的营养库”“完全蛋白质模式”，还含有钙、磷、铁、维生素 A、B 族维生素、维生素 D 等，是新妈妈产后恢复必不可少的营养品。鸡蛋中含有多种人体必需的营养素，如卵磷脂、卵黄素等，有助于减轻产后抑郁。

这样吃更健康

1 鸡蛋的最佳食用方法为蒸着吃或煮着吃，蒸蛋羹、蛋花汤是很好的食用方法。

2 鸡蛋搭配奶类、蔬菜食用，可以达到营养互补。

3 吃生鸡蛋和开水冲鸡蛋不利于人体健康。鸡蛋要经高温烹饪后再吃，不要吃未熟的鸡蛋。

4 鸡蛋要吃新鲜的，不要吃毛鸡蛋和臭鸡蛋，不利于身体健康。

饮食搭配

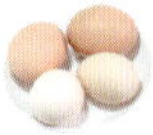
鸡蛋 + 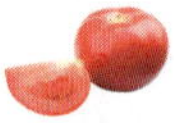
番茄 ✓ **抗衰老**

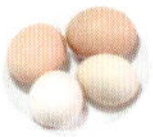
鸡蛋 + 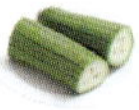
丝瓜 ✓ **消热解毒、补血通乳**

鲜虾蒸蛋

材料 鸡蛋 2 个，鲜虾 6 只。

调料 盐、香油、葱花各适量。

做法

1. 把鲜虾处理干净，只取虾仁；鸡蛋打散，加入少量的盐调味，加少许温水（30℃左右），朝一个方向搅拌均匀。
2. 先在容器的内壁上均匀地抹上一层香油，把蛋液倒入容器中，放到锅中隔水蒸，蒸至七八成熟时加入虾仁、葱花一起蒸，再蒸 5 ~ 6 分钟出锅，滴入香油即可。

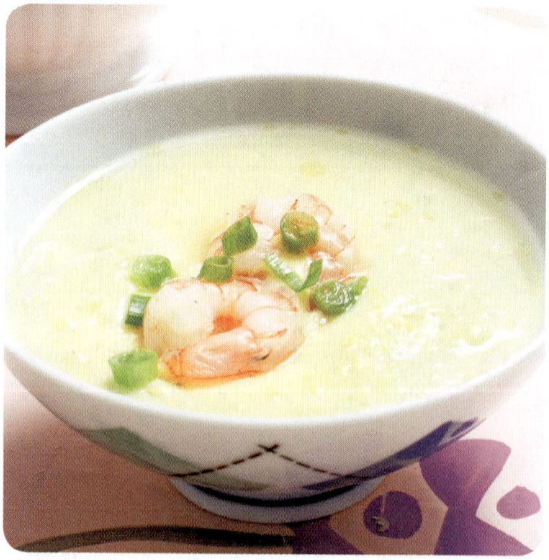

乌鸡·气血双补的“药鸡”

乌鸡自古享有“药鸡”之称，富含锌、铁等，具有极高的食疗价值，被称为“名贵食疗珍禽”。产后新妈妈吃一些乌鸡，可以有效防治缺铁性贫血，对产后气血两虚、肝肾不足的女性而言，绝对是滋补佳品。

这样吃更健康

1 可采用炖、烧、煮等多种烹调方法。

2 炖煮时使用砂锅小火慢炖最好。

饮食搭配

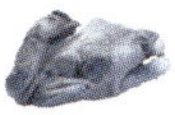 乌鸡	+	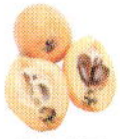 枇杷	**润肺**
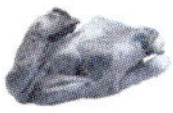 乌鸡	+	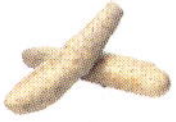 山药	**养阴、退热、补中**
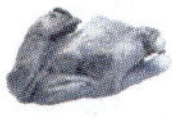 乌鸡	+	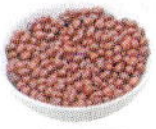 红豆	**补血养颜**

山药乌鸡汤

材料 乌鸡1只，山药100克，枸杞子5克，红枣6枚。

调料 盐3克，葱段、姜片各适量。

做法

1. 山药去皮洗净，切小块；乌鸡宰杀去内脏、洗净，焯烫后捞出，冲洗干净；枸杞子泡洗干净。
2. 煲锅内加适量清水煮沸，放入乌鸡、姜片、葱段，大火煮沸后改小火煲约1小时，加红枣、山药块煮20分钟，加枸杞子续煲10分钟，加盐调味即可。

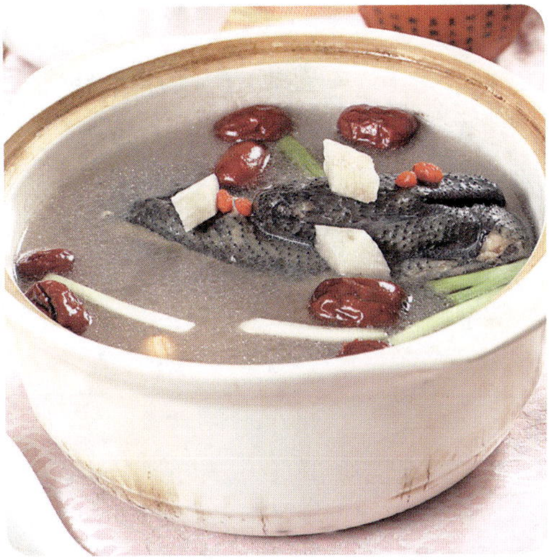

猪肝·理想的补血佳品

猪肝可补铁补血，且猪肝中含有维生素 B_2，能促进产后新妈妈子宫的恢复。猪肝中含有一般肉类食品所没有的维生素 C，能增强新妈妈的抵抗能力，抗氧化、防衰老。

这样吃更健康

1 猪肝是解毒器官，买回的鲜肝不要急于烹调，应先用白醋抓洗，然后放在水中浸泡 30 分钟，之后再烹调。

2 猪肝可以卤着吃，也可以炒熘。但一定要注意，炒熘时要用淀粉上浆，以便更好地保护其中的营养素，而且吃起来更柔嫩可口。

饮食搭配

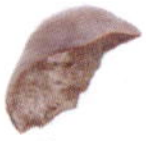
猪肝 + 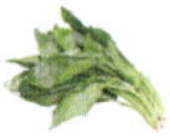
菠菜 → 防治贫血

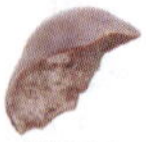
猪肝 + 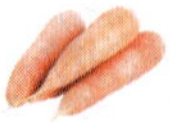
胡萝卜 → 明目养肝

胡萝卜炒猪肝

材料 猪肝 250 克，胡萝卜 150 克。

调料 葱花、姜末、蒜末各 5 克，盐适量。

做法

1. 猪肝、胡萝卜分别洗净、切片。
2. 锅置火上，倒油烧至六成热，爆香姜末、蒜末，放入胡萝卜片煸炒，将熟时下猪肝片，翻炒片刻后加盐调味，撒入葱花即可。

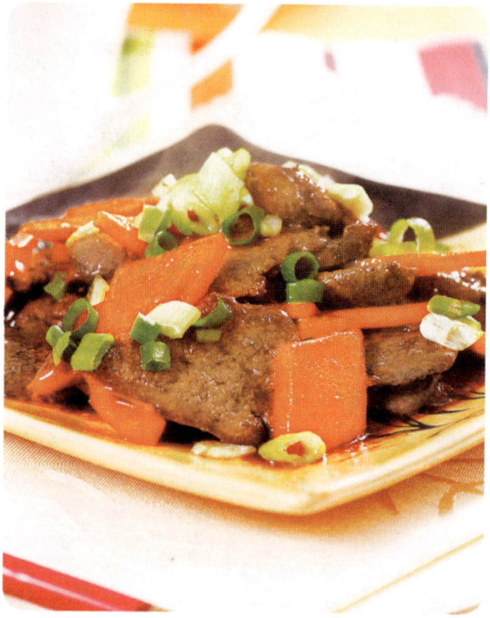

鲫鱼·新妈妈催乳首选

鲫鱼蛋白质含量丰富，并含有钙、磷、铁等矿物质，脂肪含量少，肉质细嫩，吃起来鲜而不腻，是产后妈妈催乳的首选食材。鲫鱼也适用于疲劳过度引起的身体瘦弱、倦怠乏力、抵抗力低下的新妈妈补养所用。

这样吃更健康

1 鲫鱼肉味鲜美,一般适合整条烹调。

2 在熬鲫鱼汤时，可先用油将鲫鱼煎一下，再加凉水小火慢炖，这样鱼肉中的鲜味物质就会逐渐溶解到汤里，整个汤呈现乳白色，味道更鲜美。

3 鲫鱼在烹制前一定要洗净，去除鱼肚内的黑色腹膜，这样不但可以去腥，还能避免更多有害物质。

饮食搭配

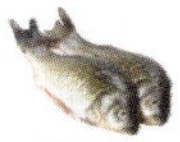
鲫鱼 + 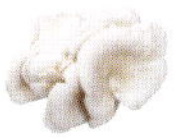
蘑菇 ✓ **利尿消肿**

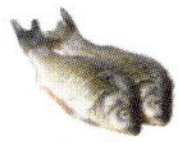
鲫鱼 + 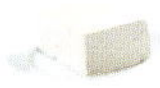
豆腐 ✓ **营养互补**

萝卜丝鲫鱼汤

材料 白萝卜 200 克，鲫鱼 1 条，火腿 20 克。

调料 盐、料酒、葱段、姜片各适量。

做法

1. 鲫鱼去鳞、鳃及内脏后洗净；白萝卜洗净，去皮，切丝，焯一下，捞出冲凉；火腿切丝。
2. 锅内放油烧热，爆香葱段、姜片，放鲫鱼略煎，添凉水，加白萝卜丝、火腿丝烧开，加盐、料酒即可。

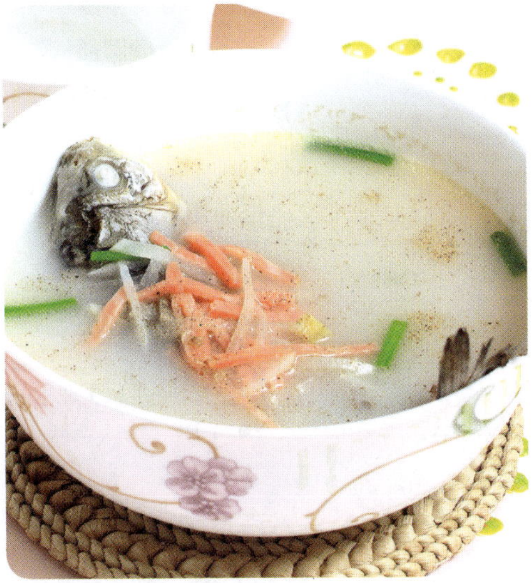

莲子·调补产后五脏虚损

莲子中所含的棉子糖，是老少皆宜的滋补品。新妈妈常见的心烦心悸、失眠多梦等心脾两虚的症状，适合服用莲子来改善。莲子中有一个青绿色的胚芽，称为莲心，虽带有苦味，却有极高的药用价值。

这样吃更健康

1 莲子是公认的老少皆宜的滋补佳品，其吃法很多，可用来配菜、做羹、炖汤、制饯、做糕点等，也可以与其他药食搭配。

2 莲子每日的食用量以30～50克为宜。产后新妈妈最好不要吃生的莲子。

饮食搭配

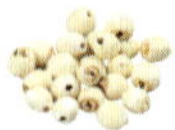
莲子 + 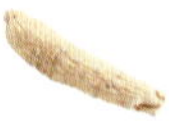
人参 → 健脾益气、涩肠止泻

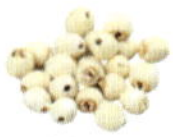
莲子 + 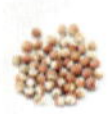
芡实 → 补肾益气、固精养血

莲子花生米糊

材料 大米30克，莲子、熟花生米、黄豆各20克。

调料 冰糖5克。

做法

1. 将黄豆淘洗干净，清水浸泡8～12小时；大米、莲子分别洗净，浸泡2小时。
2. 所有食材倒入豆浆机中，加入适量清水，按下“米糊”键煮熟，加入冰糖搅至化开即可。

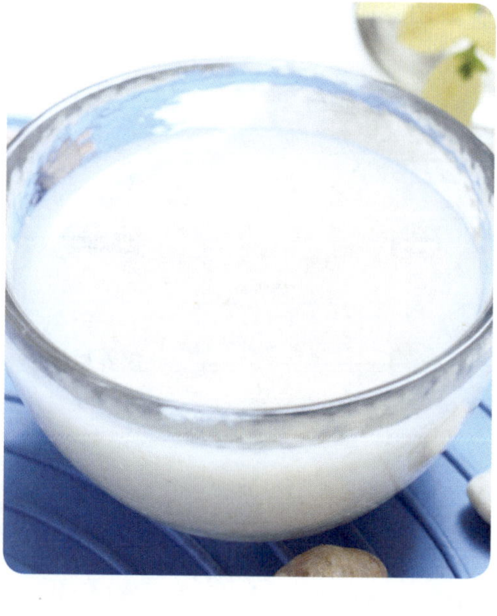

西蓝花·通便，保护视力

西蓝花含有的类黄酮具有保护心脏的作用，所含的丰富的维生素 C 可增强肝脏解毒能力，有效清理体内毒素。西蓝花能刺激细胞制造抗癌活性酶，有预防肿瘤的作用。西蓝花富含 β－胡萝卜素和膳食纤维，可保护视力，促进排便。

这样吃更健康

1 西蓝花食用前可将其放在盐水中浸泡 15 分钟，一来可去除残留农药，二来可诱菜虫出来。

2 烹调西蓝花时应当高温快煮，或者先焯后炒，以防止维生素 C 流失，起锅前再加盐，以减少水溶性营养物质随着汤汁流出。

饮食搭配

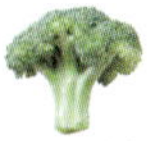 西蓝花	+	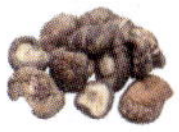 香菇	**抗癌、防衰老**
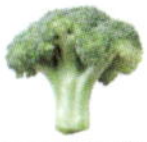 西蓝花	+	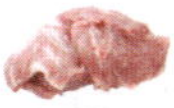 猪肉	**消除疲劳、提高免疫力**

蒜蓉西蓝花

材料 西蓝花 400 克，蒜蓉 20 克。

调料 盐、白糖各 3 克，水淀粉适量，香油少许。

做法

1. 西蓝花洗净，去柄，掰成小块。
2. 锅置火上，倒入清水烧沸，将西蓝花下锅焯一下，捞出。
3. 锅内放油烧热，将蒜蓉下锅爆香，倒入西蓝花翻炒至熟，加盐、白糖，用水淀粉勾芡，点香油调味即可。

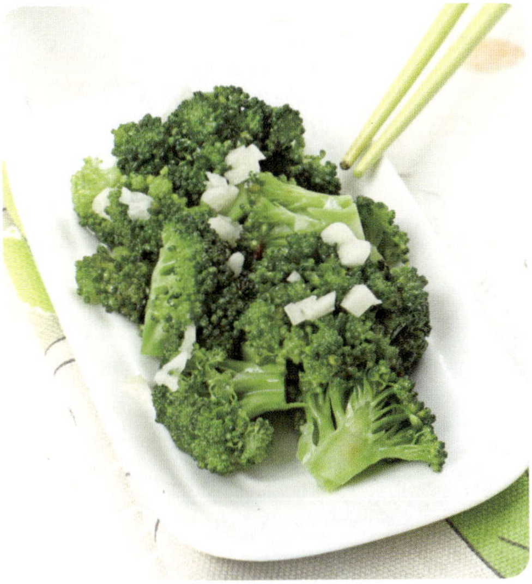

莲藕 · 祛瘀生新

莲藕含有丰富的维生素 K，具有止血的作用，适合产后出血的人群。莲藕可增进食欲，帮助消化，促使新妈妈乳汁分泌，有助于新生儿的喂养，并且还可以缓解便秘。莲藕能够健脾益胃，润燥养阴，行血化瘀，清热生乳。

这样吃更健康

1 做藕不宜用铁锅，不然藕易发黑，营养价值降低，味道也不好。

2 烹调莲藕时，不宜烹煮太长时间，否则会失去脆感，并损失维生素 C。

饮食搭配

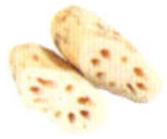
莲藕
+
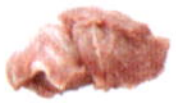
猪肉
强身健体

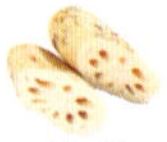
莲藕
+
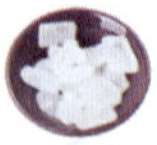
冰糖
健脾开胃

荷塘小炒

材料 莲藕、胡萝卜各 150 克，芹菜 100 克，干木耳 10 克，鲜百合 20 克。

调料 蒜末 5 克、盐 3 克，水淀粉适量。

做法

1. 木耳泡发，洗净，撕小朵；鲜百合去褐色部分，洗净；胡萝卜洗净，切片；芹菜去叶，洗净，切段；莲藕去皮，洗净，切片；把胡萝卜、木耳、芹菜、莲藕、百合分别放入沸水中迅速焯一下，捞出过凉水，沥干。
2. 锅内放油烧至七成热，放蒜末炒香，放入所有材料，快速翻炒 2 分钟，加盐调味，用水淀粉勾芡即可。

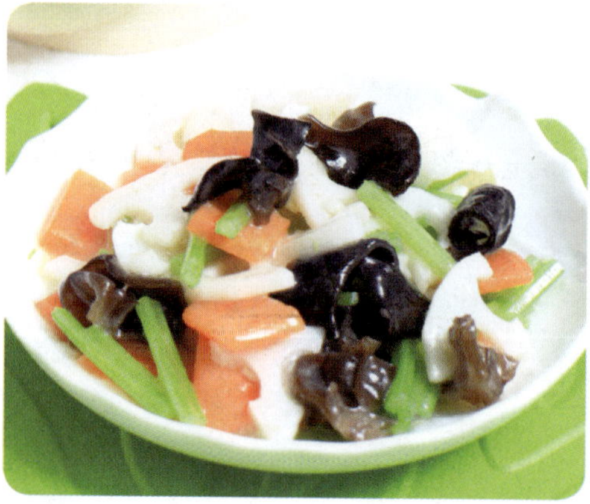

山药 · 补虚健脾，促消化

山药能够供给人体大量的黏液蛋白，减少皮下脂肪沉积；含有的水溶性纤维容易产生饱腹感，可控制食欲、促消化；消化酶能促进淀粉的分解，加速新陈代谢；山药健脾养胃，适合产后食用。

这样吃更健康

1 山药可单独煮、蒸食用，还可以与其他蔬菜、肉类一起炒、炖。

2 把山药切碎食用，更容易消化吸收其中的营养物质。山药黏液里含有植物碱，少数人接触后会引起山药过敏而发痒。所以处理山药时应避免直接接触，可戴上一次性手套。

饮食搭配

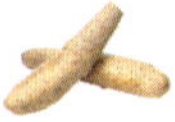
山药 + 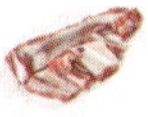
排骨 ✓ 改善体质、消除疲劳

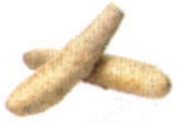
山药 + 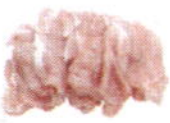
羊肉 ✓ 滋阴补虚

家常炒山药

材料 山药 200 克，胡萝卜 50 克，干木耳 10 克。

调料 葱末、姜末各 3 克，盐、香菜段各 4 克。

做法

1. 山药、胡萝卜去皮，洗净，切片；干木耳泡发，撕成片。
2. 油锅烧热，爆香葱末、姜末，放山药片、胡萝卜片、木耳片炒熟，加盐调味，撒香菜段即可。

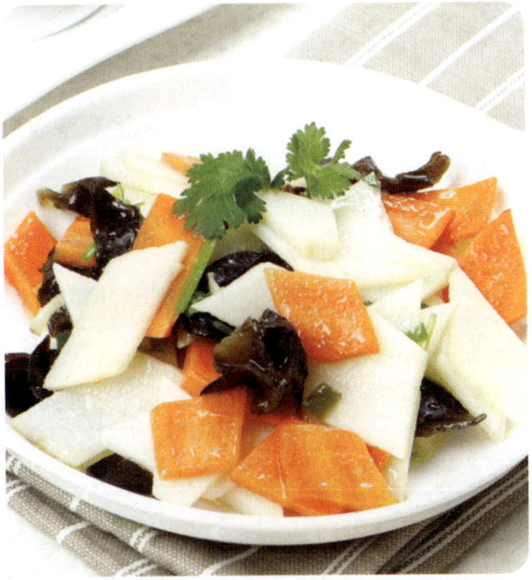

莴笋·通乳下奶的“千金菜”

莴笋极富营养，含有抗氧化物、维生素、膳食纤维及钙、钾、磷等多种矿物质，具有利五脏、通经脉、清胃热、清热利尿的功效，是新妈妈产后通乳下奶、促进胃肠蠕动、改善睡眠的好助手，新妈妈经常食用，还有助于消除产后紧张情绪。

这样吃更健康

1 把莴笋带皮切片煮熟喝汤，睡前服用，具有助眠功效。

2 莴笋怕咸，盐要少放才好吃。

3 莴笋焯水时一定不要时间过长、温度过高，否则会使莴笋绵软，吃起来不清脆。莴笋性凉，产后新妈妈不可过量生食。

饮食搭配

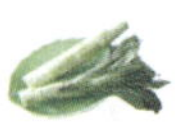
莴笋
+

木耳
✓ 防治高脂血症、糖尿病、心血管病

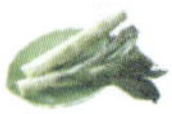
莴笋
+
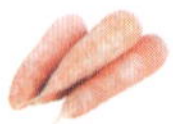
胡萝卜
✓ 强心健脾

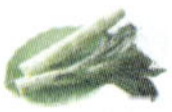
莴笋
+
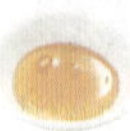
蜂蜜
✗ 易致腹泻

山药木耳炒莴笋

材料 莴笋 300 克，山药、水发木耳各 50 克。

调料 醋 5 克，葱丝、白糖、盐各 3 克。

做法

1. 莴笋去叶，去皮，切片；水发木耳洗净，撕小朵；山药去皮，洗净，切片；山药片和木耳分别焯烫，捞出。
2. 锅内倒油烧热，爆香葱丝，倒莴笋片、木耳、山药片炒熟，放盐、白糖、醋调味即可。

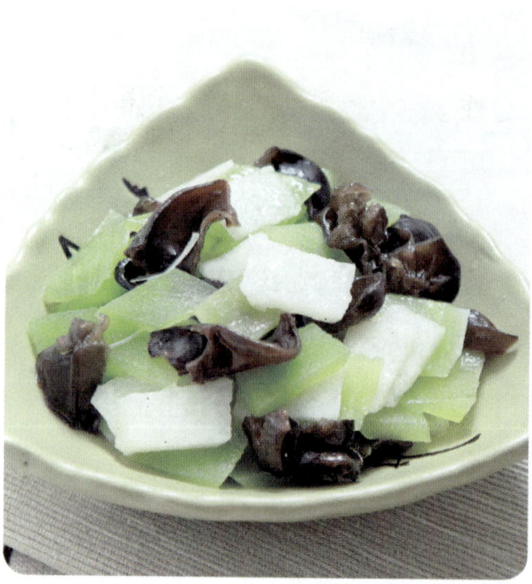

木瓜·健脾通乳

木瓜中特有的木瓜蛋白酶能帮助消化蛋白质，有利于人体对食物进行消化和吸收，防治便秘，因此有健脾消食的功效。木瓜中的凝乳蛋白酶有通乳作用，可以刺激乳腺分泌乳汁。青木瓜排骨煲汤、木瓜炖雪蛤都是众所周知的催乳食疗方。

这样吃更健康

1 木瓜可以用榨汁机制成木瓜汁饮用，也可以做成木瓜牛奶或者银耳炖木瓜。常吃木瓜牛奶，不仅可调经益气、滋补身体，更能让肌肤细致、有弹性。

2 木瓜虽然营养丰富，但要适量食用，食用过多会产生胀气、腹泻等不适症状。

3 过敏体质的新妈妈不宜食用木瓜。

饮食搭配

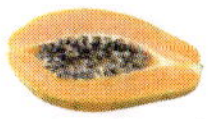
木瓜
+
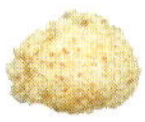
银耳
止咳化痰、滋养肌肤

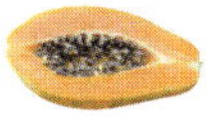
木瓜
+
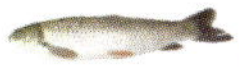
草鱼
丰胸、通乳

银耳木瓜排骨汤

材料 猪排骨 250 克，干银耳 5 克，木瓜 100 克。

调料 盐 2 克，葱段、姜片各适量。

做法

1. 银耳泡发，洗净，撕成小朵；木瓜去皮、子，切成小块；排骨洗净，切段，焯水备用。
2. 汤锅加清水，放入排骨、葱段、姜片同煮，大火烧开后放入银耳，小火慢炖约 1 小时。
3. 把木瓜块放入汤中，再炖 15 分钟，调入盐搅匀即可。

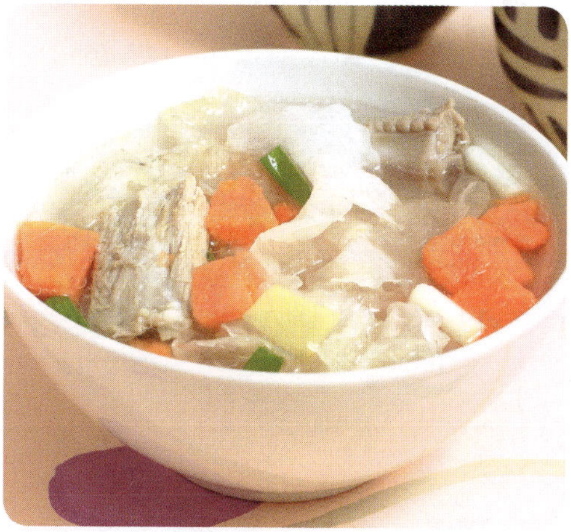

黑芝麻·改善产后缺乳、肠燥便秘

黑芝麻含有丰富的维生素E、亚油酸、芝麻素、铁、烟酸等，营养价值极高。产后新妈妈常吃黑芝麻，可以改善血虚、乳汁不足、肠燥便秘等症，还可以延缓衰老、润肤乌发。

这样吃更健康

1 最佳食用方法是炒食，但炒制时千万不要炒煳，还可以生嚼、煮食、磨酱、做糕点的配料等。

2 芝麻仁外面有一层硬膜，碾碎后食用才能保证营养被充分吸收。

3 脾胃虚寒、消化功能不好的人、经常腹泻及过敏体质者忌食。

饮食搭配

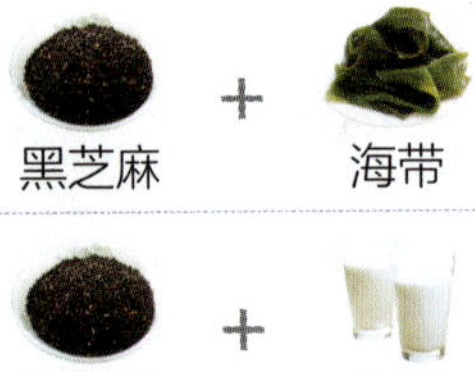

黑芝麻 + 海带 ✓ 美容、抗衰老

黑芝麻 + 牛奶 ✓ 补钙、乌发

牛奶黑芝麻豆浆

材料 黄豆 50 克，牛奶 100 毫升，熟黑芝麻 15 克。

调料 白糖适量。

做法

1. 黄豆用清水浸泡 8 ~ 12 小时，洗净；熟黑芝麻碾碎。
2. 将黄豆和熟黑芝麻倒入全自动豆浆机中，加水至上下水位线之间，按下“豆浆”键，煮至豆浆机提示豆浆做好，加牛奶搅拌均匀即可。

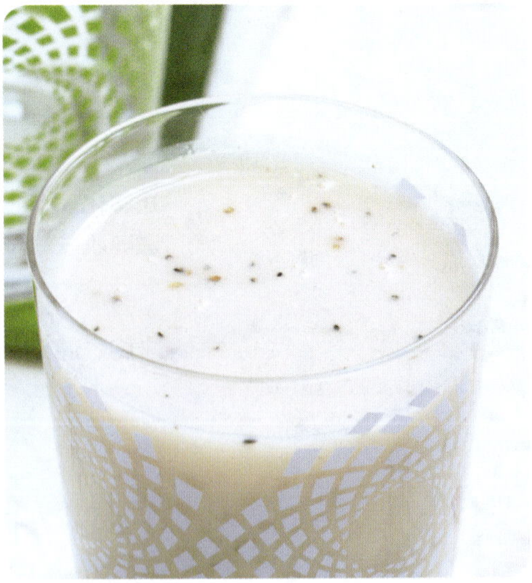

阿胶·调理气血

产后适量进服阿胶，能较快地补充气血，有效改善多种出血症、心烦失眠等，能使新妈妈面色红润，精神健旺。

这样吃更健康

1 服用阿胶最好的时机是等恶露排尽或者伤口愈合以后。

2 阿胶最简单的食用方法就是直接放到嘴里含化。

3 用阿胶炖肉，可辅治产后新妈妈贫血。

4 脾胃虚弱、食欲缺乏、体内有痰湿、感冒发热的新妈妈不宜食用。

饮食搭配

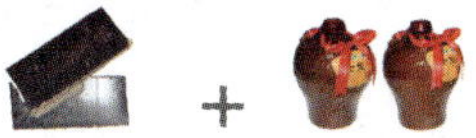

阿胶 + 黄酒 通络补血

马大夫温馨提醒

购买阿胶一定要认准品牌，在正规药店、商超专柜购买。真正的东阿阿胶，包装上都有防伪标识，买回来以后，刮开包装盒上的防伪标签涂层，拨打电话确认。

阿胶糯米粥

材料 糯米60克，大米、阿胶粉各30克。

调料 红糖少许。

做法

1. 糯米、大米分别淘洗干净，放入锅中，加适量清水煮至粥熟。
2. 粥熟后，放入阿胶粉和红糖，边煮边搅匀，煮二三沸至红糖和阿胶化开即可。

功效

阿胶具有养血补血的功效，糯米也有补血的作用，两者熬粥吃，适合产后新妈妈因为失血过多导致的体虚，补血效果佳。

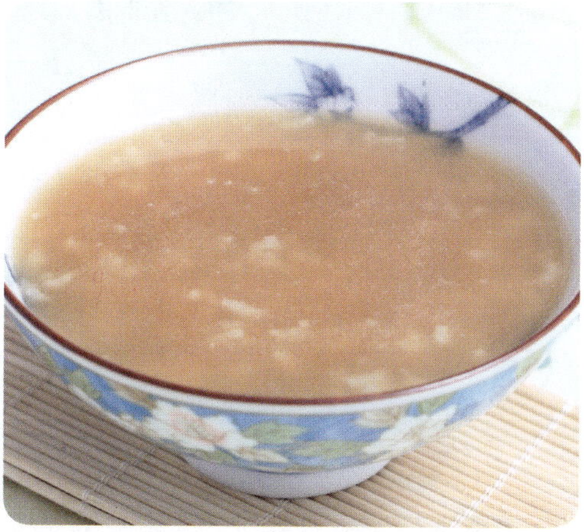

枸杞子 · 明目，益气

月子里的新妈妈普遍会出现身体虚弱的现象，适当食用一些枸杞子，对恢复体力、增强体质很有帮助。枸杞子含有胡萝卜素、B 族维生素、维生素 C 和钙、磷、铁等，具有提高人体免疫力的作用。新妈妈常吃可增强抵抗力，预防感冒，改善睡眠。

这样吃更健康

1 枸杞子比较好的食用方法是加入粥饭、汤羹里，不仅滋补，还不会上火。

2 感冒发热、腹泻和身体有炎症的新妈妈不宜多食。

饮食搭配

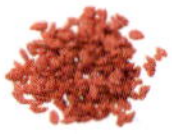
枸杞子 + 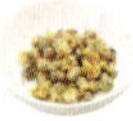
菊花 → 补肾益气、明目养肝

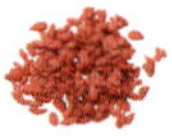
枸杞子 + 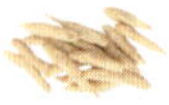
麦冬 → 养阴生津、止消渴

燕麦枸杞山药豆浆

材料 黄豆 40 克，山药 20 克，燕麦片、枸杞子各 10 克。

做法

1. 黄豆用清水浸泡 10 ~ 12 小时，洗净；山药去皮，洗净，切小丁；枸杞子洗净，泡软。
2. 将上述食材一同倒入全自动豆浆机中，加水至上下水位线之间，煮至豆浆机提示豆浆做好，过滤后倒入杯中即可。

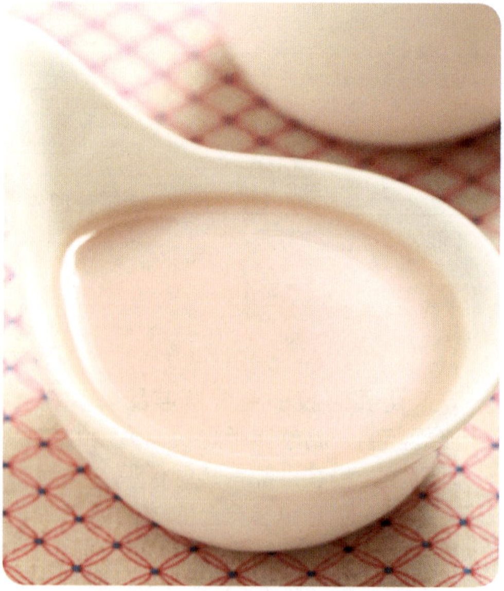

鸡肉 · 补虚，提供优质蛋白质

鸡肉是滋补身体的常用食材，含有丰富的蛋白质、多种维生素、磷等营养成分，具有补气、补血、增乳的功效，对新妈妈产后气血虚弱、乳汁不足等症有比较好的食疗效果。

这样吃更健康

1. 用药膳炖煮鸡肉，可提高营养价值。
2. 喝鸡汤最好将浮油捞出，以减少脂肪摄取量，避免肥胖。
3. 鸡肉中的嘌呤含量较高，痛风患者不宜食用，否则会加重病情。
4. 鸡屁股是淋巴、细菌、病毒和致癌物最集中的地方，因此不宜食用。

饮食搭配

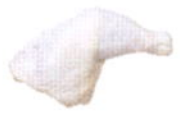
鸡肉
+

白萝卜
保护心血管

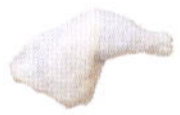
鸡肉
+
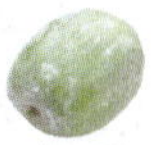
冬瓜
清热利尿

参须红枣鸡汤

材料 三黄鸡 500 克，红枣 30 克，参须 10 克。

调料 盐、料酒各适量。

做法

1. 将三黄鸡治净，切块，沸水焯烫，冲去血水备用；红枣浸泡片刻，洗净，去核。
2. 将鸡块、参须、红枣、适量清水一起加入锅内，大火烧沸，加入料酒，转用小火炖 1 小时，加入盐即可。

功效

参须有补中、益气、生津的功效，而红枣有补血、益气、提高免疫力的功效。此汤补虚温中、补血益气。

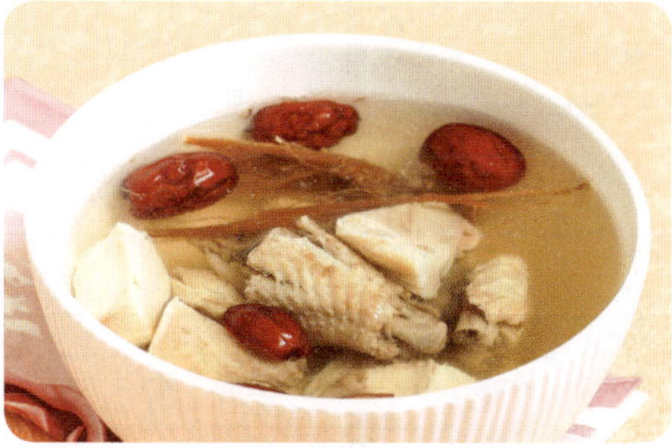

羊肉·提升身体抗病能力

中医认为羊肉可以祛湿气、避寒冷、暖心胃，产后新妈妈身体虚弱，适量吃些羊肉可以补精血、益劳损，可以提高身体素质，提升人体的抗疾病能力。而且羊肉肉质细嫩，易消化，含有丰富的蛋白质、维生素和矿物质，营养全面，可以补充分娩时所消耗的气血。

这样吃更健康

1 适合煮粥、炒菜或熬汤。煮制时放数个山楂或一些萝卜、绿豆，炒制时放入少许葱、姜、孜然等作料可去掉膻味。

2 羊肉中有很多筋膜，切丝之前应先将其剔除，否则熟后肉膜硬，不容易消化吸收。

饮食搭配

羊肉	+	胡萝卜	补虚益气
羊肉	+	生姜	祛寒、补气血
羊肉	+	山药	益胃平肝

子姜炒羊肉丝

材料 羊肉 250 克，子姜 100 克，青甜椒、红甜椒各 30 克。

调料 葱丝、料酒、盐、醋各适量。

做法

1. 羊肉洗净，切丝，加料酒和盐腌渍 10 分钟；子姜洗净，切丝；青甜椒、红甜椒洗净，去子，切丝。
2. 油烧至七成热，下姜丝炒香，放入羊肉丝、甜椒丝和葱丝煸炒，烹入料酒，加盐调味，最后淋少许醋即可。

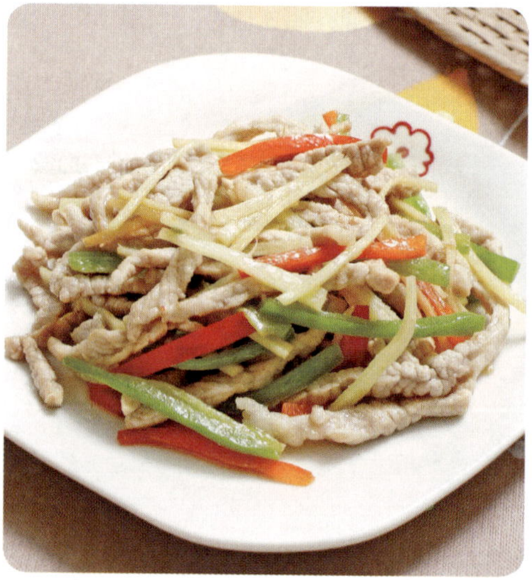

Part 5

调理疾病与不适，产后不落病

经历十月怀胎、分娩，子宫及阴道的创伤需要时间慢慢恢复，在身体的恢复阶段抵抗力相对较低，容易引发多种不适症状。因此，产后要及时调理，避免留下健康隐患。

一定要重点看

产后恶露不尽

产后恶露不尽的原因

恶露是分娩后由阴道排出的分泌物，它含有胎盘剥离后的血液、黏液、坏死的蜕膜组织和细胞等物质，恶露正常量的多少以及多久才会干净，与新妈妈身体状态有直接关系。

一般来说，恶露维持 2 ～ 4 周才会基本干净。如果产后 1 个月，恶露仍然带血较多，就属于恶露不尽了。

马大夫温馨提醒

哪些情况需就医？

月子里恶露量会因为用力或喂哺宝宝而增加，但出现恶露量太多（半小时浸湿2片卫生护垫）、血块太大或血流不止等状况，就必须咨询医生，以免发生危险。

原因

- 没有休息好，引起内分泌失调，使子宫内膜增生又剥落，造成阴道出血断断续续。
- 不当的食补，如服用过量的生化汤。
- 胎盘、胎膜等组织残留在子宫。
- 子宫收缩不良。
- 子宫内膜发炎。

食用胡麻油促进恶露排出

胡麻油含不饱和脂肪酸，能转化成前列腺素，促进新妈妈产后恶露排出及子宫复旧，在我国有着悠久的食用历史。月子餐中用胡麻油做成菜肴和汤品来调理新妈妈的身体，效果极佳。

产褥操帮助子宫恢复和恶露排出

产褥操可帮助子宫恢复和恶露排出，促进膀胱功能的恢复，加强胃肠功能，还可以促进盆底肌肉和韧带恢复。

1 仰卧，双手贴在身体两侧，吸气收腹；呼气同时做缩肛运动 50 次。

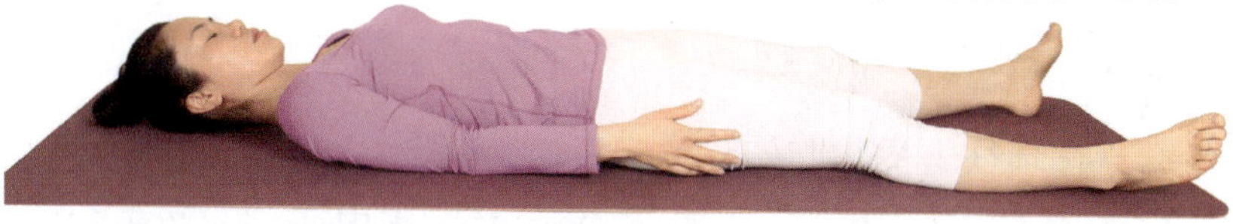

2 双腿并拢缓缓抬起，尽量使腿和身体成直角，然后放下。重复动作 10 次。

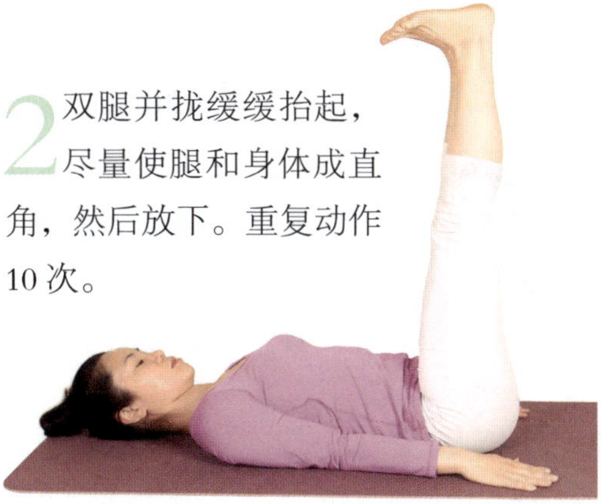

3 双腿在空中交替做骑车蹬腿运动。最开始可以做 10 分钟，然后根据身体适应情况逐渐增加时间。

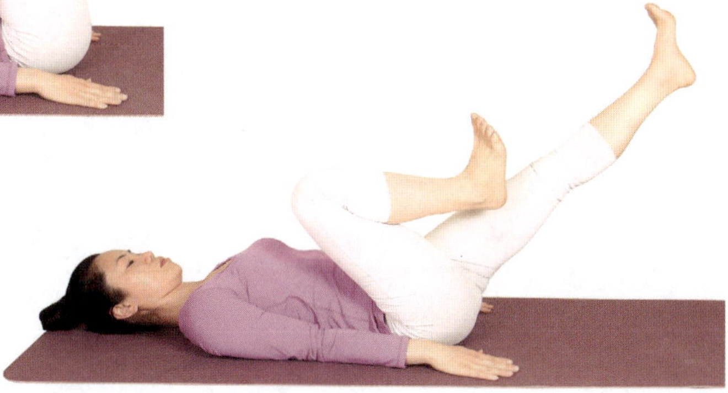

产后尿失禁

产后尿失禁的原因

有些新妈妈产后可能会出现尿失禁，每次咳嗽、大笑时，都会有尿液漏出来，或者每天频繁排尿但总感觉排不干净。由于生产过程中胎宝宝的胎头下降，对膀胱、尿道形成挤压移位，而这些部位周围韧带的肌肉很容易因挤压受伤撕裂，尤其是遇到产程过长或停滞的时候，容易损伤膀胱周围的支撑组织，使各器官相对松弛，导致尿液固摄功能下降而引起失禁。

缩肛运动改善尿失禁

缩肛运动就是有规律地往上提收肛门，然后放松，通过一提一松的运动锻炼骨盆底的肌肉，可改善尿失禁，还能促进局部血液循环，预防痔疮。收缩、放松肛门，每次 3 秒，重复 10 次，此为一组。可以用坐位、站立、躺下三种不同的体位分别做一组，每天至少重复练习 2 次。

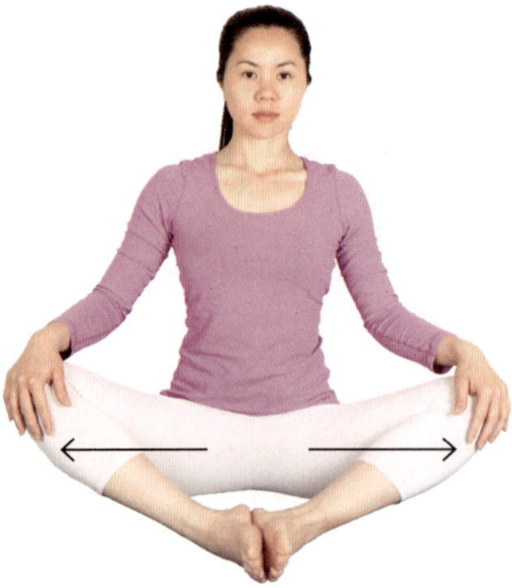

1 端坐在床上，双腿分开，双脚脚心相对，双手自然放在膝盖上。

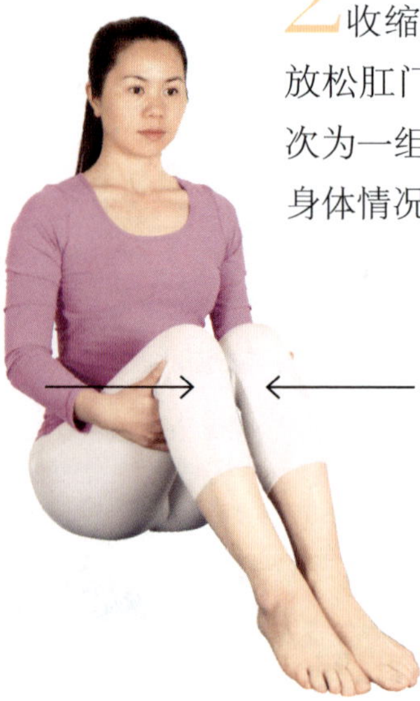

2 合拢双腿同时用力收缩肛门，再分开放松肛门。重复动作 3 次为一组，练习几组视身体情况而定。

凯格尔运动锻炼骨盆肌

凯格尔运动主要是锻炼盆底肌，以便更好地控制尿道、膀胱、子宫和直肠。新妈妈有意识地对盆底肌肉进行自主性收缩和放松，有助于恢复衰弱、松弛的盆底肌，减轻尿失禁症状。

马大夫温馨提醒

哪些情况需就医？

想要远离产后尿失禁，产后则不宜久蹲、久站、坐矮凳，避免加大盆底肌肉的压力。会阴部有侧切伤口时，应少吃辛辣刺激性食物，避免伤口愈合不良而影响盆底肌肉。

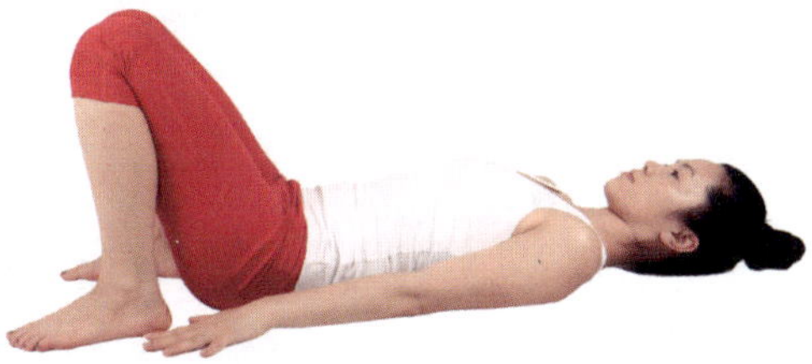

1 平躺、双膝弯曲。收缩臀部的肌肉向上提肛。紧闭尿道、阴道及肛门，想象用阴道吸某种东西，从阴道入口开始上提，再逐渐沿阴道上升，并坚持 3 秒钟。重复 10 次为一组，每日 3 组以上；逐渐增加到 25 次为一组，重复 3 组以上。

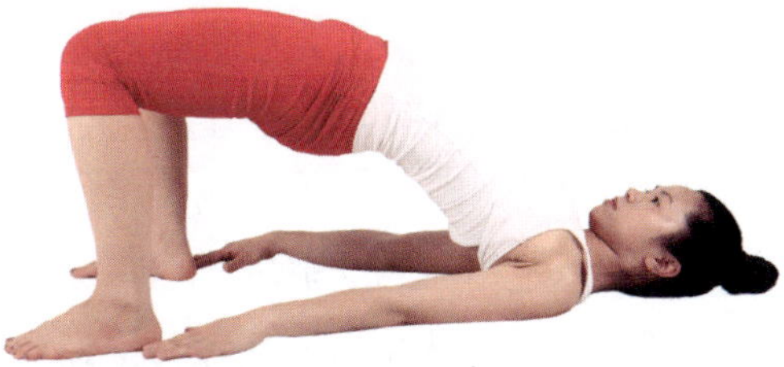

2 用双腿、双肩支撑，尽量提高臀部，使阴道下降，就像将某种东西挤出阴道。坚持 3 秒钟即放松，重复 10 次为一组，每日 3 组以上；逐渐增加至每组 25 次，重复 3 组以上。保持骨盆底肌肉收缩 5 秒钟，然后慢慢放松，5 ~ 10 秒后，重复收缩。

黄芪羊肉煲益肾补虚

中医认为产后尿失禁是由于“肾气不固，膀胱失约”所致，也就是说肾虚而损伤膀胱，不能控制排尿，所以可以用黄芪和羊肉一起煲汤补肾，也是缓解产后尿失禁的一个食疗良方。

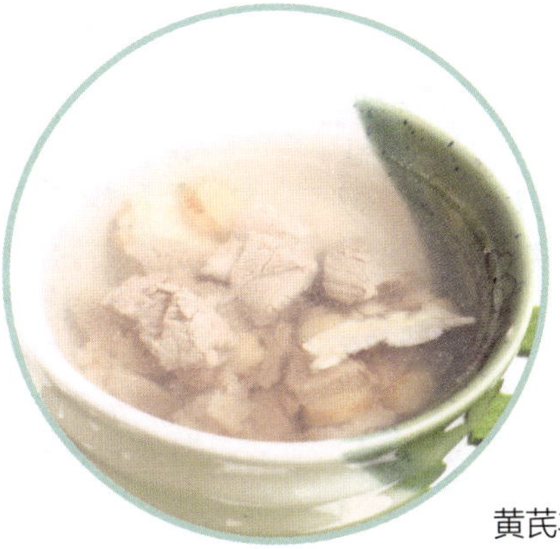

黄芪羊肉煲

产后乳腺炎

产后乳腺炎的原因

产后乳腺炎多表现为急性乳腺炎，常发生于产后哺乳期，所以又称之为哺乳期乳腺炎。乳腺炎的发病早期为乳汁郁结期，乳汁排出不畅，乳房内出现界限不明显的硬块，并有搏动性疼痛和压痛，局部表面颜色不变或略带红色。如果得不到及时治疗的话，不仅会对新妈妈的乳房造成严重的伤害，还会影响宝宝的哺喂。

哺乳期间，很可能因为过度熟睡而错过喂奶，或是分泌的乳汁没有被宝宝吸光，以致大量的乳汁堆积在乳房里，使得乳腺被浓稠的乳汁堵塞住，导致乳腺炎。有时候胸罩过度紧绷，睡觉时压迫，或是乳头皲裂以致乳房感染细菌，也可能造成乳腺管阻塞，进而导致乳腺急性发炎。

产后乳腺炎一般分为 3 个时期

早期

乳房胀满，疼痛，哺乳时更甚；乳汁分泌不畅，或明显减少；乳房肿块或有或无；皮肤微红或不红，或伴有全身不适、食欲欠佳、胸闷烦躁等。

化脓期

局部乳房变硬，肿块逐渐增大，此时可伴高热、寒战、全身无力、大便干燥、脉搏加快、同侧淋巴结肿大等，常可在4～5日形成脓肿，可出现乳房跳痛，局部皮肤红肿透亮，肿块中央变软，手按有波动感；若为乳房深部脓肿，可出现全乳房肿胀，疼痛、高热，但局部皮肤红肿及波动不明显，有时一个乳房内可同时或先后存在数个脓腔。

溃后期

浅表的脓肿常可穿破皮肤，形成溃烂或乳汁自创口处溢出而形成乳漏；较深部的脓肿可穿向乳房和胸大肌间的脂肪，形成乳房后位脓肿，严重者可发生脓毒败血症。

防治产后乳腺炎的饮食调理

1 饮食宜清淡而富于营养，宜多吃具有清热作用的蔬菜水果，如番茄、菠菜、丝瓜、黄瓜、绿豆、鲜藕、金橘等。海带具有软坚散结的作用，也可适当多吃。

2 避免摄入过多的油脂。新妈妈不要无节制地进补高蛋白、高脂肪的食物，以免哺乳初期分泌过多的乳汁，而宝宝又吃不完，很容易导致乳腺阻塞，引发乳腺炎。

3 乳腺炎的化脓期应少吃有“发奶”作用的荤腥汤水，忌食辛辣、刺激、油腻之品，以免加重病情。

如果乳房胀痛，要及时按摩，疏通乳腺管

产后乳房在雌激素、孕激素、催乳素的刺激下，乳腺导管和乳腺腺泡会进一步发育，双侧乳房会充血而开始发胀、膨大，有胀痛感及触痛。新妈妈在产后第一时间可以用五指梳理法按摩乳房，帮助促进乳腺管通畅，刺激乳汁的分泌，预防乳腺炎。

五指梳理法：五指微曲，自然展开，用五指指腹接触乳房，按照乳腺管的走向，做单方向滑动梳理动作。

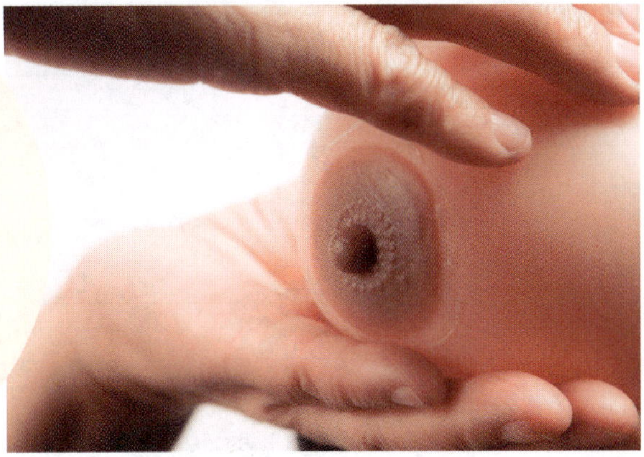

排空乳房避免恶化

新妈妈得了乳腺炎后，要及时排空乳房内的乳汁，因为没有乳汁的营养提供，即使有细菌感染，乳腺炎也不易恶化，经过一定的治疗很快会得到改善。

此外，新妈妈不要因为乳房疼痛而停止喂奶，而应该找出引起乳胀的原因，是因为乳头的先天生长不良，还是因为没有及时挤出乳汁，通过调整可以有效避免乳胀问题。

按压梁丘穴，缓解乳腺炎疼痛

梁丘穴是足阳明胃经上的重要穴道之一，可以用大拇指指腹按压梁丘穴 3 ~ 5 分钟，对乳腺炎的疼痛有良好的缓解作用。新妈妈取坐位，下肢用力蹬直，髌骨外上缘上方凹陷正中央处就是梁丘穴。

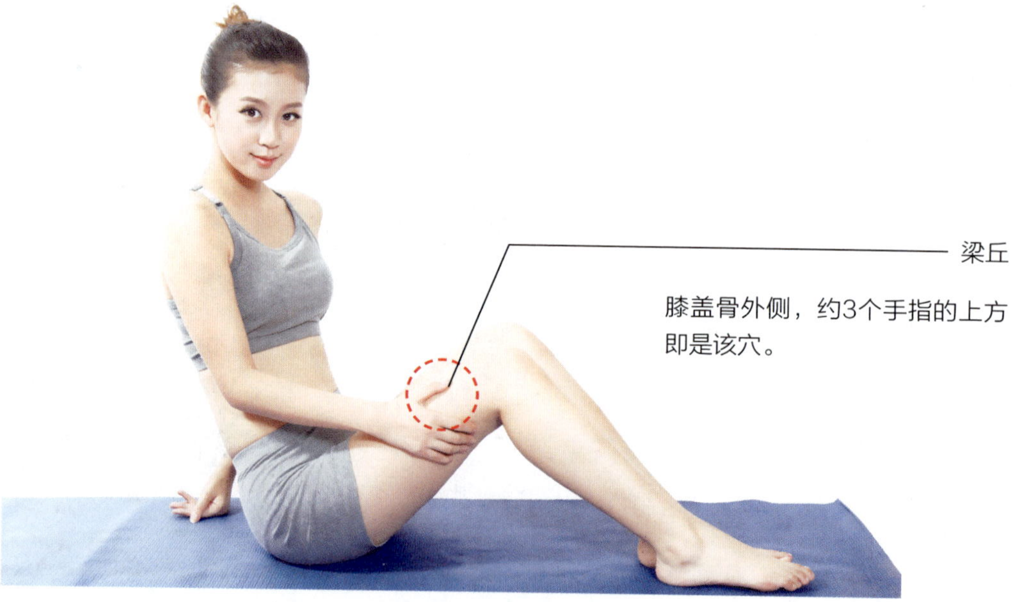

保持愉悦的心情

新妈妈平时要保持心情愉悦，心情愉悦、情绪稳定有助于内分泌平衡，乳汁的分泌才能顺畅，减少乳腺炎发生的概率。即使新妈妈已经得了乳腺炎，也不要过于担心，保持良好心态有利于更好地恢复。

产后水肿

产后水肿的原因

妈妈产褥期内体内水液潴留而引起下肢甚至全身水肿，称为产后水肿。另外，怀孕期间孕妈妈多吃少动，脏腑功能被抑制，加上分娩后气血的亏损，导致多余的水分留在体内不能被代谢出去，表现为产后水肿。而孕晚期孕妈妈子宫变大，压迫下肢静脉回流，影响了血液循环而引起水肿。坐月子期间缺乏运动，也导致水肿无法消退，变为产后水肿。

泡泡脚，缓解产后水肿

中医认为，产后水肿是因为某些脏腑的功能障碍造成的，一般会涉及肺、脾和肾三脏，多为脾胃虚弱造成的水肿和肾气虚弱造成的水肿。

因为人体的 6 条主要经络，膀胱经、胃经、胆经的终止点，脾经、肝经、肾经的起始点，都在脚上。新妈妈每天晚上泡泡脚，也等于刺激了这 6 条最主要的经络，有助于改善脏腑功能、促进血液循环，缓解产后水肿。注意泡脚后要及时擦干，注意保暖，避免受风。

按摩双腿，缓解水肿

新妈妈可以通过按摩双腿来减轻水肿。具体方法：用两只手捏住小腿肚的肌肉，一边捏一边从中间向上下按摩，不断改变按捏的位置，重复做 5 次。

两手一上一下握住小腿，像拧抹布一样左右拧小腿肚肌肉，从脚踝开始往膝盖处拧，重复做 5 次。两手握住小腿，大拇指按住小腿前面的胫骨，从上往下按摩，重复 3 次。

马大夫温馨提醒

哪些情况下的水肿应及时就医?

产后妈妈如果出现下肢甚至全身水肿，同时伴有心悸、气短、四肢无力、尿少等不适症状时，要及时去医院检查；剖宫产手术后，如果出现了一侧下肢水肿、疼痛，千万不要忽视，这很可能是静脉血栓合并肺栓塞的先兆，是一种严重的并发症。

缓解产后水肿的饮食调理

1 远离过咸的食物，确保清淡饮食，食盐量控制在每日 6 克以下。因为摄入过多的盐，会破坏人体的水钠平衡，人体为了维持平衡，会饮用大量的水，进而增加心肾的负担，出现水肿。

2 选择一些利尿消肿的食物，如冬瓜、黄瓜、红豆等。

3 少吃甜食，因为甜食摄入过多会使体内湿气增多，加重水肿。

4 少吃或不吃红薯、土豆等易产气的食物，因为这些食物会使血液回流不畅，加重水肿。

5 临睡前尽量少喝水。

消水肿的食材推荐

红豆

含有丰富的皂角苷，可刺激肠道，有良好的利尿作用，还能解酒、消除水肿。

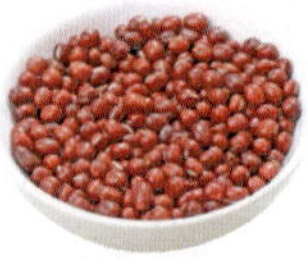

薏米

薏米可促进体内血液循环、水分代谢，有助于改善产后水肿。

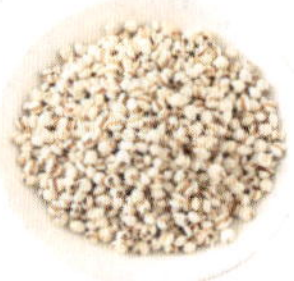

鲫鱼

中医认为鲫鱼具有健脾胃、利水消肿、通血脉的作用，有助于缓解产后水肿。

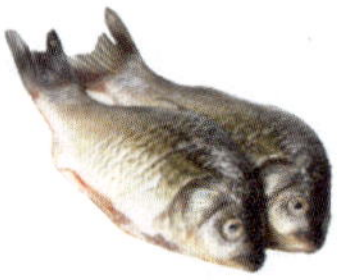

冬瓜

冬瓜利尿、清热、消水肿，可以帮助排出体内多余的水分，使肾脏功能维持正常的运作。

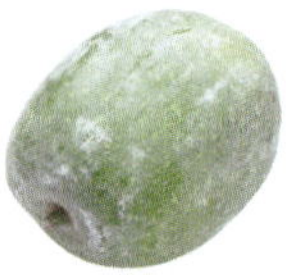

产后厌食

产后厌食的原因

经历了初为人母的喜悦，焦虑、抑郁、敏感等随之而来。有些新妈妈刻意减肥、不重视休息、不注意饮食调理等，这样往往导致新妈妈出现食欲下降的情况，进而会导致乳汁减少、伤口不易愈合、便秘、失眠、内分泌失调等，所以新妈妈出现“厌”食时，要及时调整。

按摩足三里穴，健脾胃促食欲

用大拇指指端按掐足三里穴，一掐一松，以有酸胀、发热感为度，连做36次，两侧交替进行，有助于健脾和胃、增进食欲，改善产后妈妈厌食的症状。

新妈妈可以取正坐位，屈膝90度，手心对髌骨，手指朝向下，无名指指端处即是足三里穴。

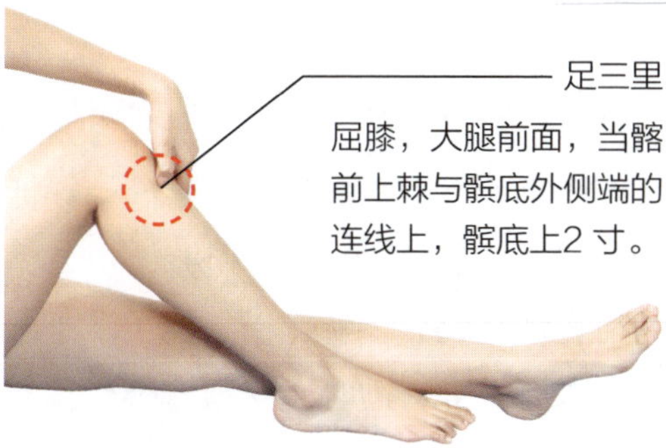

增强食欲来一杯葡萄鲜橙汁

橙子作为芸香科植物的果实，气味芳香，能生津止渴、和胃健脾，从而刺激人的食欲，还能“止呕恶，宽胸膈”。葡萄中的果酸有助于消化，能和胃健脾。1个鲜橙去皮、子，葡萄（200克）洗净去子，二者搭配榨汁，对食欲缺乏、胃口不好的新妈妈来说是不错的选择。橙皮下面的白色丝络不要丢掉，对健康很有益处。

葡萄鲜橙汁

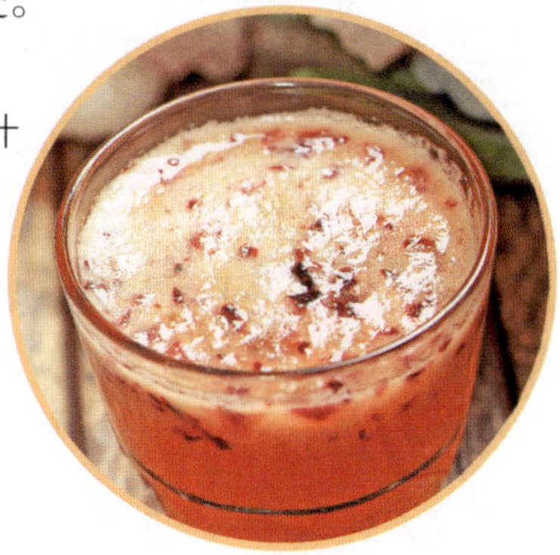

保持好心情，促进食欲

好的食欲也需要好的心情来调节，心情不好会影响胃液的分泌，导致没有食欲，即使勉强吃饭也会感觉一直堵在胃里，不消化。所以，新妈妈在照顾宝宝之余找点自己喜欢的事做，比如听音乐、看书、做运动，让自己保持平和、愉悦的心情。

一定要重点看

产后贫血

产后贫血的原因

分娩时出血过多容易导致新妈妈产后贫血，还有一种可能是新妈妈在孕期就贫血，分娩时的大量失血导致贫血加重。如果新妈妈产后贫血不能及时纠正，身体会一直处于虚弱状态，而且会让新妈妈免疫力下降，容易出现产褥期感染、内分泌紊乱、子宫脱垂等症状，不利于产后恢复。同时，新妈妈产后贫血还会造成乳汁分泌不足，乳汁中含铁量不足，影响宝宝的身体和智力发育。所以，为了新妈妈产后恢复和宝宝的健康成长，要将补血当成重中之重。

补铁首选动物性食物，在人体的吸收率高

铁元素分两种，血红素铁和非血红素铁。前者多存在于动物性食物中，后者多存在于木耳、蔬果、坚果和全麦食品中。相比而言，血红素铁更容易被人体吸收。因此，补铁应该首选动物性食物，比如牛肉、动物肝脏、动物血、鱼类等。一般来说，肉类的颜色越红，所含血红素铁就越多，动物内脏和动物血所含的血红素铁最为丰富。

辰辰妈经验谈

怎样又低脂又补铁？吃肉补铁！如果担心肉类脂肪过多，可以从烹调方法上下功夫，选择蒸、煮、烤、焖等烹调方式，去掉肉类中的肥肉和脂肪层，烹调的时候不放或少放油，都能有效减少吃肉发胖的风险。

植物性食物中的铁不易吸收，素食妈妈应合理选择

素食妈妈无法从肉类中获得血红素铁，而植物性食物中铁的吸收率比动物性食物低，所含的植酸、草酸等也会影响铁的吸收，补铁效果不是很理想。

所以，素食妈妈补铁应多选择富含铁的植物性食物，如葵花子、榛子、芝麻等坚果类及绿叶蔬菜均含有较多的铁，对健康很有好处，同时多吃富含维生素 C

的蔬菜，促进铁的吸收。还可以根据实际情况吃含铁的营养素补充剂，但要在医生或营养师的指导下进行，以防补充过量。

B族维生素有助于预防贫血

维生素 B_2

维生素 B_2 又称核黄素，可以促进铁吸收、防贫血。维生素 B_2 广泛存在于奶类、蛋类、动物内脏、粗粮、绿叶蔬菜中。

马大夫温馨提醒

如果新妈妈是通过服用铁剂治疗贫血时，不要在贫血症状改善后马上停止服用，需要等贫血症状完全改善之后，再继续服用6～8周，使身体里储存的铁得到补充。

维生素 B_{12}

维生素 B_{12} 也被称为“造血维生素”，能促进人体内红细胞的发育和成熟，使身体造血功能处于正常状态，预防恶性贫血，是重要的造血原料之一，细胞再生与造血都少不了它。

富含维生素 B_{12} 的食物有牛肉、猪肉、鲢鱼、鸡蛋等，有恶性贫血症状的人可以适量多吃。一般人不易发生维生素 B_{12} 缺乏，但是素食者、牙口不好的老年人要特别注意补充。

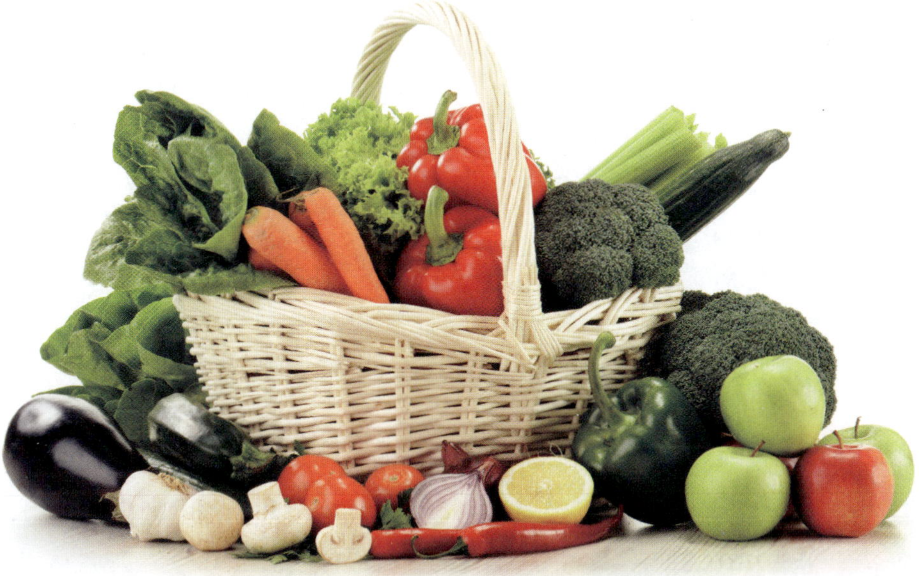

产后上火

产后上火的原因

新妈妈月子里往往会吃很多高蛋白、高热量的补益性食物，再加上宝宝的到来打乱了妈妈以往的生活节奏，导致许多新妈妈多少有些不适应，所以容易上火。

新妈妈上火会影响乳汁分泌，进而宝宝也会跟着上火，所以新妈妈出现产后上火要及时进行调整，否则会影响宝宝的健康成长。但是因为要喂奶给宝宝，所以清火药最好不要吃，以饮食调理为主。

心火：舌头、舌尖发红，心烦意乱，多梦、睡不着觉，小便黄并带有热辣刺痛的感觉。

脾火：舌苔黄腻、口苦口干，想大量地饮水。

胃火：口臭、牙痛、牙龈红肿、牙根发炎，而且大便干燥。

肝火：眼干、眼痒、眼屎分泌多，而且爱发脾气。

清火的饮食调理

1 食物要松软、易消化、易吸收，可以选择一些清热的汤粥，如绿豆粥、苦瓜排骨汤等。

2 选择一些去火的蔬菜，如白菜、莴笋、芹菜等，用来热炒或煮粥食用。

3 适量选用水果，如苹果、杨桃、草莓等，可直接生食或做成沙拉。

4 苦味食物是“火”的天敌。苦味食物之所以苦，是因为其中含有生物碱等苦味物质。中医研究发现，这些苦味物质有解热、消除疲劳的作用，如莴笋、苦瓜、杏仁、苦菜，产后上火的新妈妈可适当食用。

清火的食材推荐

莴笋

质地脆嫩，水分多，可以清热、顺气，适合肺胃有火的哺乳妈妈食用。

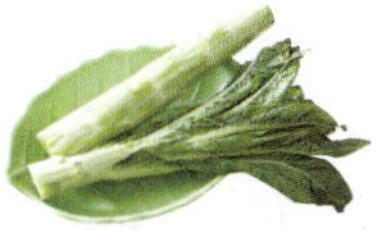

草莓

从中医角度看，草莓可清热去火，尤其适合肝火旺盛的新妈妈食用。

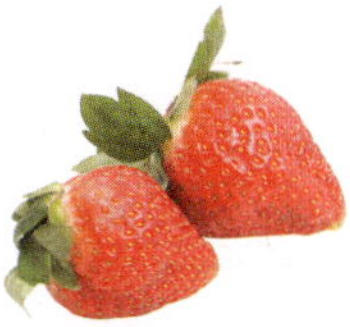

苦瓜

能够解热除烦，对脾气暴躁、心烦意乱的新妈妈尤其适用。

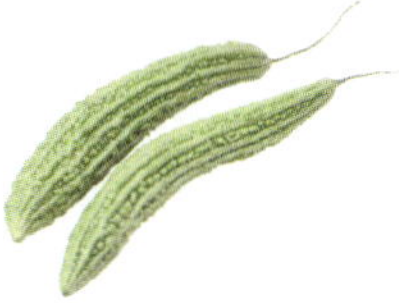

白菜

含有丰富的维生素C，多吃白菜，可以起到很好的清火、滋阴润燥、护肤养颜的作用。

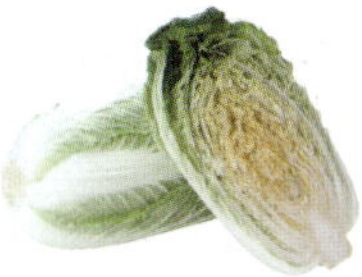

益母鱼腥苦瓜排骨汤：清火、催乳

排骨可补钙、增强体质，苦瓜能够清热去火，非常适合产后上火的新妈妈食用。

材料 益母草、鱼腥草各 15 克，苦瓜、小排骨各 500 克。

调料 姜片、盐各适量。

做法

1. 将益母草、鱼腥草洗净，放入纱布袋中；排骨洗净切块。
2. 苦瓜去子，切块，加盐腌渍片刻后洗净备用。
3. 将所有材料、姜片一起放入滚开的砂锅中，中火煲 2 小时左右，放入盐调味即可。

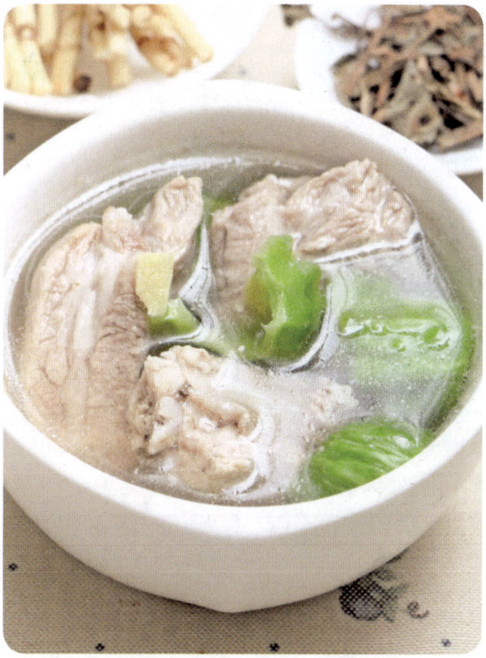

产后脱发

产后脱发的原因

产后脱发是指新妈妈在生产之后头发异常脱落的情况，一般多见于产后 3 ～ 4 个月。这种脱发现象会随着产后调养、身体恢复而逐渐改善，一般在产后 6 个月左右即可恢复。

为什么会脱发

激素问题

新妈妈在怀孕时体内雌激素分泌增多，头发的更新速度变慢，使妊娠期本该正常脱落的头发未脱落。当宝宝降生后，新妈妈体内雌激素开始减少，致使那些未脱落的头发纷纷脱落，导致严重脱发。

精神、饮食因素

新妈妈从临产到产后，一直处于紧张、疲劳状态，睡眠也受到影响，这些因素都易导致脱发。另外，怀孕及分娩对于女性来说都是一个极大的消耗过程，如果产后新妈妈消化和吸收功能不良，或饮食单调、偏食，就容易出现营养不均衡，进而影响头发的生长和代谢。

对头发的护理不当

有的新妈妈在产后不敢洗头、梳头，导致头皮的皮脂分泌物和灰尘混合堆积，进而影响了头部的血液供给，也容易引起毛囊炎或头皮感染，从而导致脱发。

恢复浓黑秀发的食材推荐

黑芝麻

黑芝麻富含蛋白质和各种矿物质元素，可以有效缓解脱发。

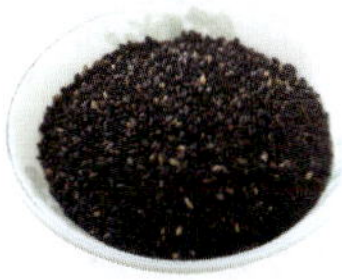

海带

海带含有多种维生素、矿物质，常吃海带，对头发的生长、润泽都有益。

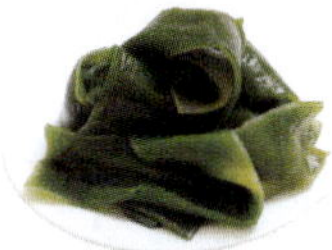

牡蛎

牡蛎富含锌和硒，有助于头发健康生长。

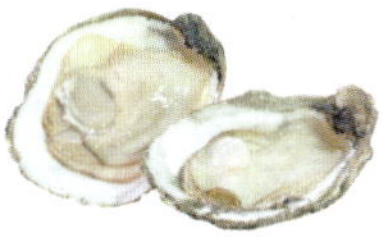

黑豆

黑豆是乌须黑发的佳品，其富含黑色素、优质蛋白质，可促进毛发再生，使头发乌黑浓密。

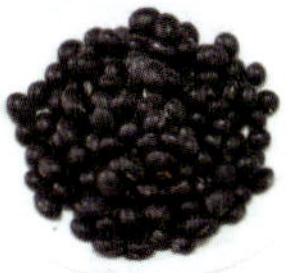

按揉百会改善脱发

新妈妈可以用中指按揉百会穴，其他两指辅助，顺时针转 36 圈，有升阳固脱的作用，可改善脱发。

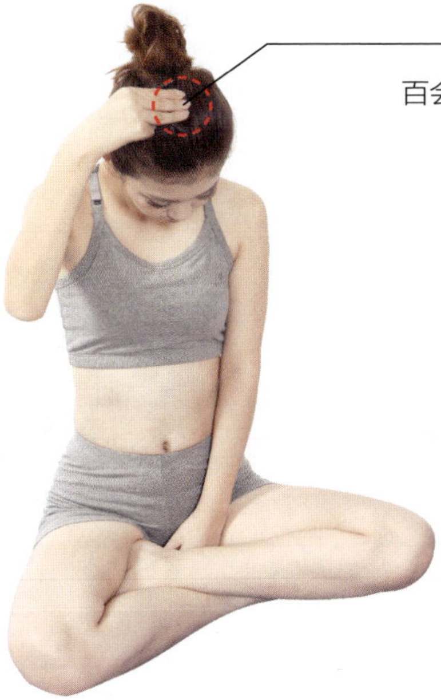

产后健忘

产后健忘的原因

俗话说“一孕傻三年”，有了宝宝后，很多妈妈会有丢三落四、认知能力下降的情况。研究显示，女性分娩后，体内雌激素明显下降，大脑的记忆力也会下降。另外，宝宝出生后，妈妈要照顾宝宝，往往睡眠不足，休息不好也会导致妈妈记忆力下降。不用过于担心，等妈妈习惯有宝宝的生活后，产后健忘会逐渐缓解。

保持良好情绪，给大脑缓冲的时间

把生活和工作的压力暂时先放下，新妈妈也不必过于苛求自己，可以慢慢摸索如何照顾宝宝，多与家人沟通、吸取周围朋友养孩子的经验，让自己在照顾孩子时多一份从容，始终保持良好的情绪，有利于改善产后健忘。对于一些重要的事情，可以写在备忘录上提醒自己一件件完成，避免自己因为忘记重要的事情而焦躁、自责。

按压心腧穴，改善健忘

心腧穴有通络安神的作用，可改善健忘症状。妈妈俯卧在床上，让家人帮忙按摩，用两手手指指腹揉压穴位 1 ～ 2 分钟。

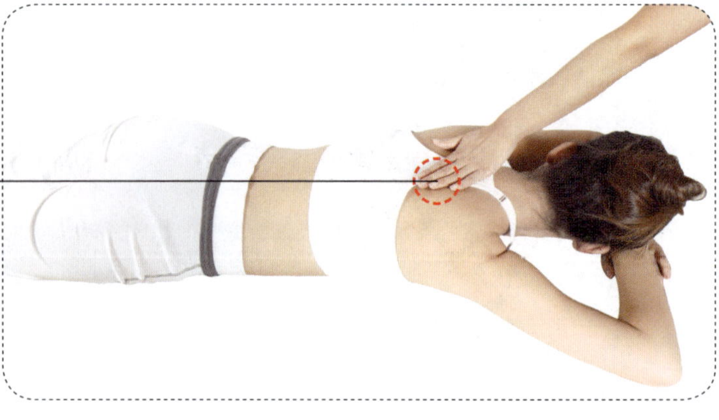

心腧

心腧穴是足太阳膀胱经的常用腧穴之一，位于第5胸椎棘突下，旁开1.5寸。

大豆卵磷脂，天然脑黄金

大豆卵磷脂可给大脑神经细胞提供充足的养料，使脑神经之间的信息传递速度加快，从而提高大脑活力，消除大脑疲劳，健脑益智。同时，大豆卵磷脂是孕妈妈必不可少的营养，因为它可以促进大脑神经系统与脑容积的增长、发育，对促进胎儿的脑细胞正常发育有重要意义。

另外，大豆卵磷脂还是人体细胞膜的主要组成成分，可保持细胞膜年轻化，增加细胞活性，从根本上延缓人体衰老。

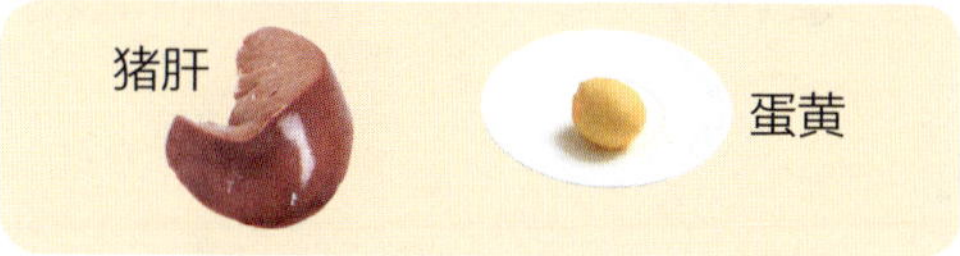

卵磷脂在蛋黄和动物肝脏中含量较多，可是从减少胆固醇摄入量的角度看，动物肝脏和蛋黄中胆固醇含量较高，而饮用豆浆及其他豆制品不但可以获取卵磷脂，又不会增加胆固醇的摄入量。

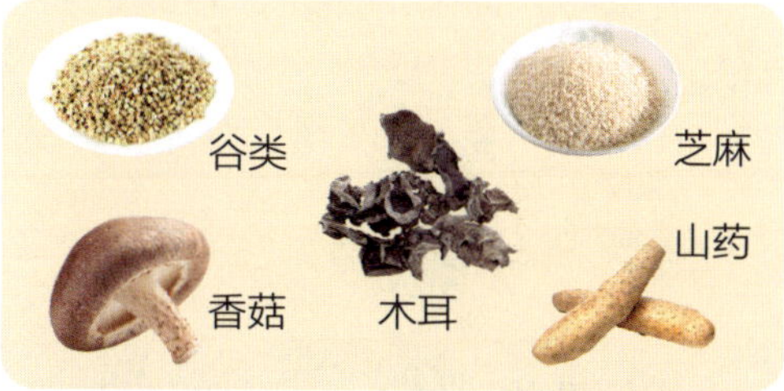

以上食物中也含有一定量的卵磷脂，可以在一日三餐中合理摄入。

燕麦小米豆浆：提高记忆力

豆浆含有的大豆卵磷脂能为大脑神经细胞提供充足的养料，消除大脑疲劳，提高记忆力。燕麦片富含大脑最需要的碳水化合物，可增强大脑功能和记忆能力；小米含有的色氨酸、磷、铁等营养素具有较好的健脑益智作用。

材料 黄豆 50 克，燕麦片 30 克，小米 20 克。

做法

1. 黄豆用清水浸泡 4 ~ 6 小时，洗净；燕麦片淘洗干净；小米洗净，用清水浸泡 2 小时。
2. 将上述食材倒入全自动豆浆机中，加水至上下水位线之间，按“豆浆”键，煮至豆浆机提示豆浆做好即可。

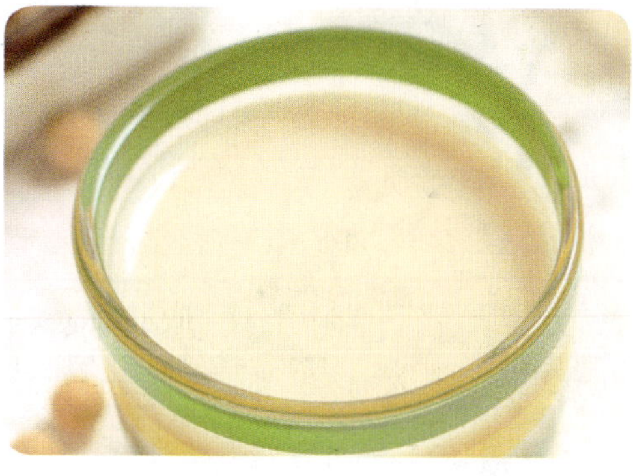

产后失眠

产后失眠的原因

新妈妈刚生完宝宝，处于生理和心理的双重压力下，经常会陷入失眠的困扰，失眠会干扰新妈妈产后恢复的速度，而且容易让新妈妈产生消沉、低落的负面情绪，甚至出现产后抑郁。因此，新妈妈要重视产后失眠的调理，可以通过饮食和按摩加以改善。

改善失眠的食材推荐

小米

小米中色氨酸和淀粉的含量都很高，食后可促进胰岛素的分泌，有助于分泌出使人产生困倦感的五羟色胺，所以能起到使人安眠的效果。晚餐食用小米粥，能提高睡眠质量。

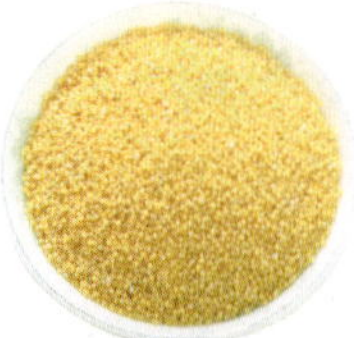

牛奶

人失眠的时候，就是由于脑细胞分泌可抑制大脑思维活动的血清素减少，而牛奶富含的色氨酸却是人体制造血清素的原料，所以睡前喝杯温牛奶有助眠的作用。

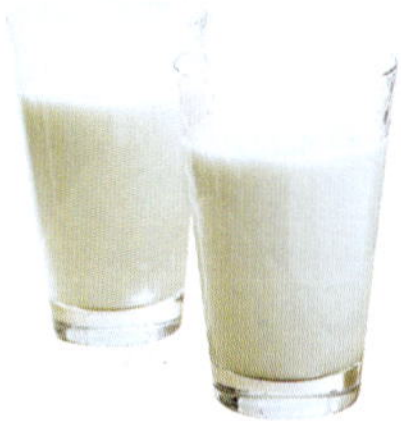

莲子

莲子中含有的莲子碱、芳香苷等成分有镇静作用，食用莲子后可促进胰岛素分泌，进而增加五羟色胺的供给量，使人产生困倦感，助人入睡。

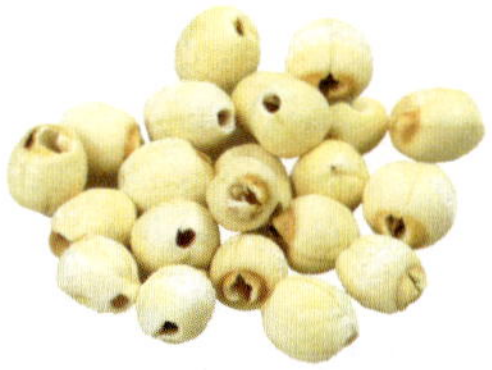

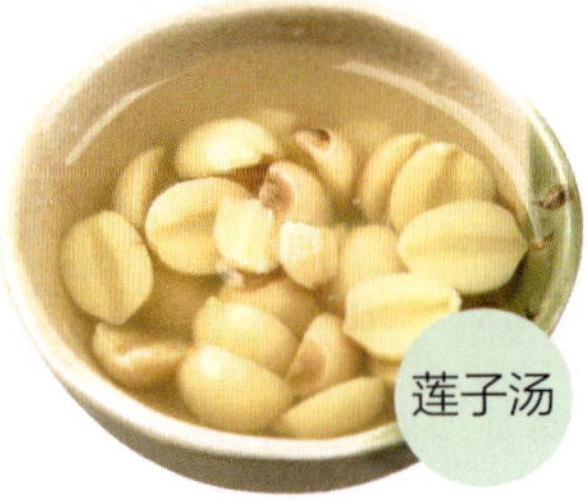

莲子汤

取300克莲子用清水浸涨，去衣去心，盛于大碗里，加水浸没，上屉，用大火蒸约1小时至莲子酥烂；另取一锅置火上，倒入已蒸酥的莲子和适量水煮至沸，每晚服用，帮助睡眠。

促进睡眠的特效穴位按摩

失眠穴

用拇指或食指指腹用力按压失眠穴 10 秒，以略感疼痛为宜。然后握拳，按压失眠穴周边 20 ～ 30 下，使血液循环加快，缓解紧张，消除脑力疲劳，促进睡眠。

失眠

在足根中间，足底纵向中线与内外踝尖连线的交点处即失眠穴。

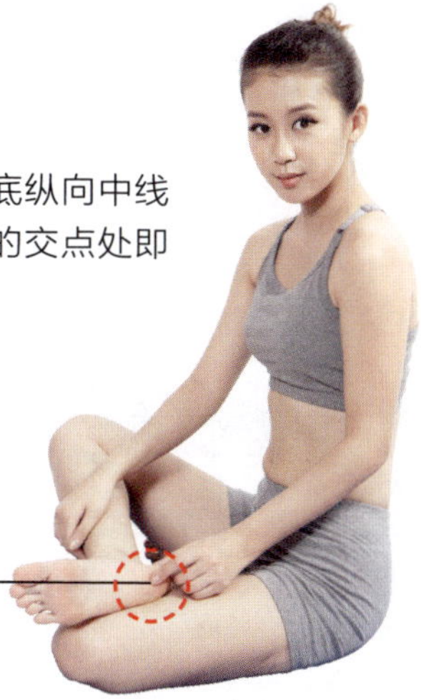

三阴交穴

用拇指指腹用力向下按压三阴交穴 1 ～ 3 分钟，以有酸胀感为度，可安神定志、促进睡眠，对轻度睡眠障碍有很好的治疗效果。

三阴交

内踝尖上3寸，胫骨内侧面后缘凹陷处即三阴交穴。

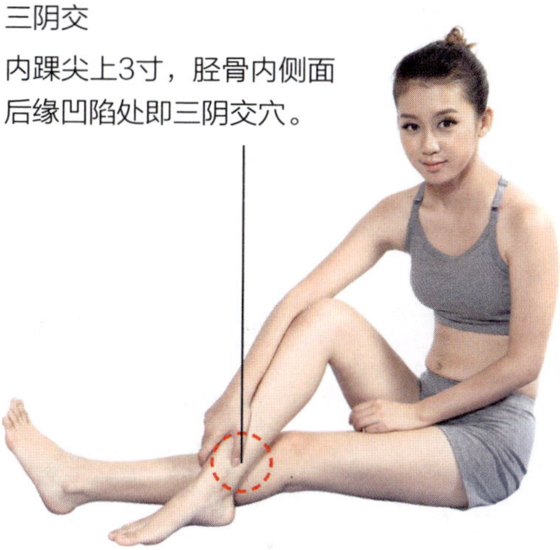

足三里穴

用拇指或食指指腹按压足三里穴 3 ～ 5 分钟，以有酸胀感为度。可改善胃肠功能，避免宿食停滞或胃肠积热、内扰心神引起失眠。

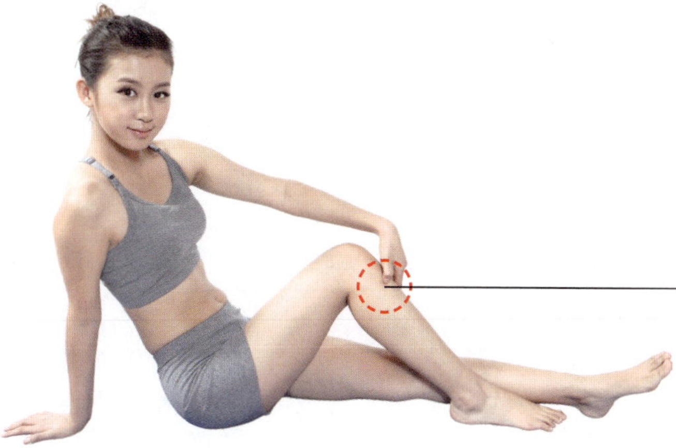

足三里

正坐，屈膝90度，手心对髌骨，手指朝向下，无名指指端处即足三里穴。

一定要重点看

产后便秘

产后便秘的原因

产后便秘是指妈妈产后正常饮食，但接连好几天都不排大便或排便时干燥疼痛，难以排出，这是最常见的产后疾病之一。产后妈妈经常会出现便秘，可引起产后腹痛，甚至诱发痔疮，所以预防和调理产后便秘是非常重要的。

原因

妊娠期子宫不断增大，使腹部过度膨胀，造成产后腹直肌、盆底肌松弛，导致排便无力。另外，产后体质虚弱或手术后有伤口，都容易造成排便力量减弱。

月子期胃肠功能减弱，肠蠕动慢，肠内容物在肠内停留时间过长，使水分过度吸收造成大便干结。

饮食结构不合理，过分注重产后补养，大鱼大肉吃得多，蔬菜、水果吃得少。

月子期卧床时间多，活动量减少，影响肠的蠕动，导致便秘。

饮食调养改善便秘症状

1 要注意膳食平衡，摄入膳食纤维丰富的粗粮、新鲜蔬菜和水果。膳食纤维吸水膨胀，食用后可刺激胃肠蠕动，有利于清肠和排便。富含膳食纤维的食物有番茄、白菜、萝卜、芹菜、竹笋、豆角、糙米、玉米等。

2 多喝汤、多喝水，不仅可以帮助多产奶，还有助于软化大便。可在清晨起床后空腹喝一杯蜂蜜水，可以刺激肠道蠕动，促进排便。

3 润肠食物不可缺。核桃仁、芝麻等坚果含油脂较多，有润肠通便的作用，是很好的养生食品。

常按按天枢穴，促进排便

天枢穴可以增强肠胃蠕动的能力，促进排便。用拇指指腹按压天枢穴，同时向前挺出腹部并缓慢吸气，上身缓慢向前倾，呼气，反复做 5 次，效果显著。

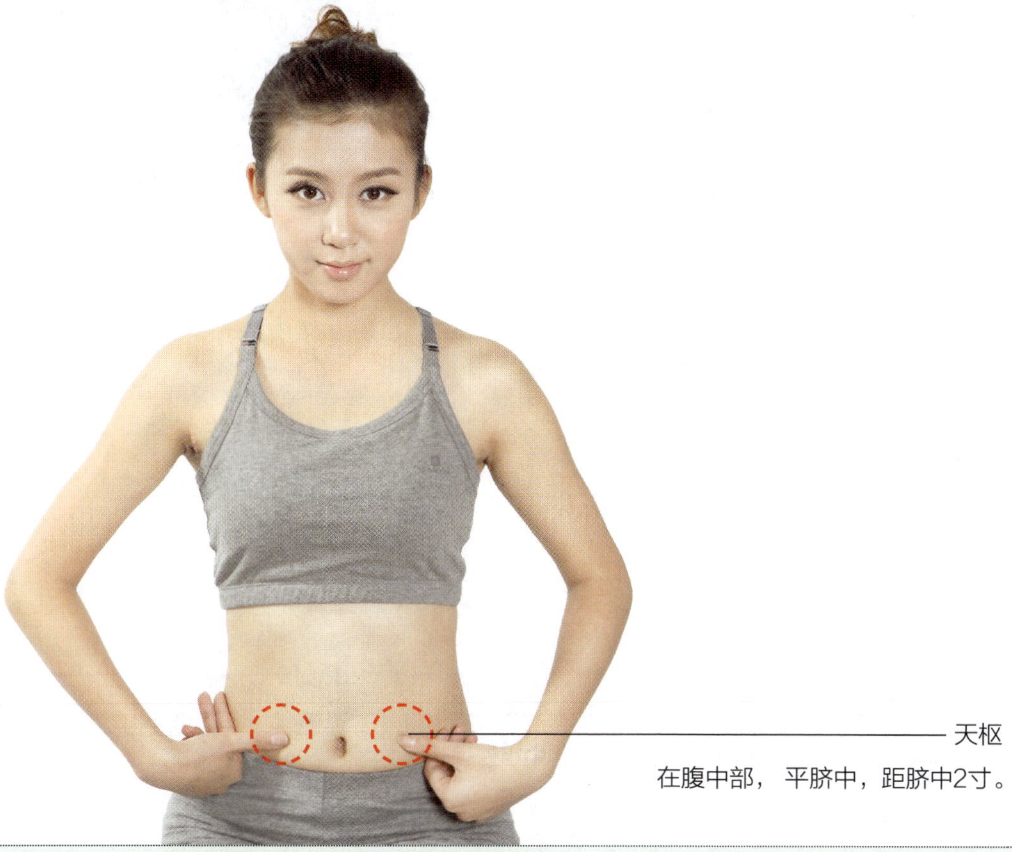

产后痔疮

产后痔疮的原因

由于临产、分娩过程中，胎宝宝的头部会对直肠进行压迫，势必加重对痔静脉回流的影响，容易导致新妈妈痔疮。妊娠期已经患了痔疮的新妈妈，分娩后更容易加重痔疮。大多数新妈妈都有便秘的情况，干燥变硬的粪便存留在直肠内的时间过久，不仅影响直肠的静脉回流，排便时刺激肛门也易引起新妈妈痔疮或使旧痔复发。产后注意肛门保健和预防便秘是预防痔疮发生的关键。

按长强穴，促使痔静脉丛血流顺畅

长强穴位于尾骨端与肛门连线的中点处，新妈妈可以让家人帮着用力按揉此穴，以有酸胀感为度，从而促进直肠收缩，使大便通畅；并能减轻盆腔压力，使痔静脉丛血流顺畅。

早排便、早用开塞露

产后新妈妈要尽快恢复产前的排便习惯，一般 3 日内应该排一次大便，以防发生便秘。产后新妈妈不管大便是否干燥，第一次排便都可以用开塞露润滑粪便，避免撕伤肛管皮肤而发生肛裂。

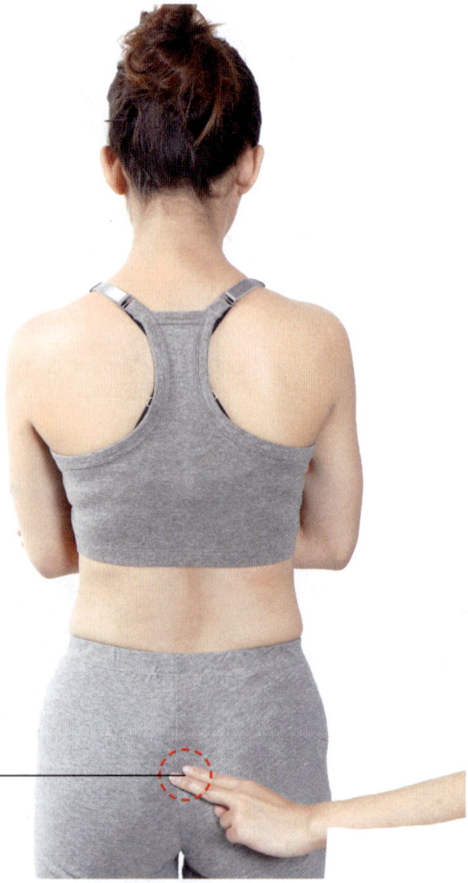

长强

在尾骨端下0.5 寸，当尾骨端与肛门连线的中点处。

产后足跟痛

产后足跟痛的原因

产后妈妈本身就肾气虚弱、气血两亏，很容易受到寒凉之气的侵袭，尤其是脚后跟。如果月子期间又经常赤脚不穿袜子、穿凉拖，很容易让足后跟的气血失于温养而不流畅，导致足跟痛。另外，穿硬底鞋、高跟鞋很容易让已经虚弱的足部肌肉不能得到休息，而导致足跟痛。

注意家居细节，预防足跟痛

预防足跟痛主要注意两点：一是做好足部的保暖；二是选对鞋子。足部保暖要做到：穿袜子，不要赤脚；穿能护住脚趾、脚后跟的家居鞋；洗完脚后尽快擦干，不要晾干。选对鞋子要做到：不管是家居鞋还是外出鞋，要选择鞋底柔软的；产后 3 个月内不要穿高跟鞋，尽量穿舒适的软底鞋。

妈妈们可以买一双硅胶的后跟垫或者全足垫，既方便又保暖。尤其是已经有足跟痛的妈妈，后跟垫能缓解走路疼痛。

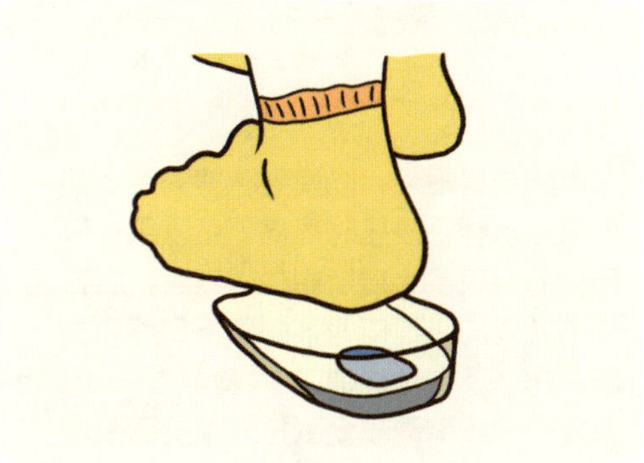

宝石妈经验谈

用醋泡脚，缓解足跟痛。取白醋1000毫升，煮沸，凉至适宜泡脚的温度，浸泡双脚，每天1～2次，每次30分钟左右，连用15天。泡脚时可以沿着脚后跟搓一搓，舒筋活络，缓解疼痛。

产后手腕关节痛

产后手腕关节痛的原因

产后新妈妈常见的一种手腕疼痛，临床上又称为“手腕狭窄性肌腱滑囊炎”，俗称“妈妈腕”，是大拇指底部的肿痛造成大拇指或手腕活动不便，做抓、握、拧、捏等动作时会引发或加剧腕部的疼痛，手腕常使不上劲，严重时还会影响睡眠。疼痛有时像神经痛，会往上延伸至手臂，往下延伸至大拇指末端，症状呈慢慢加重状态。

这些原因都可能引起“妈妈腕”

1. 激素变化：怀孕后期及产后，因为体内激素水平的变化，易引起手腕韧带的水肿，肌腱韧带松弛、强度变差，长时间活动少，使肌力减退。

2. 产后抱孩子的姿势不对：有些妈妈一开始不知道怎样正确抱孩子，常常是长时间用手腕托住婴儿头部，或是抱孩子的时间太久，都会拉伤手腕的肌腱。

3. 气虚受风寒：月子期间由于产妇气血虚弱，若受风寒侵袭，寒气则滞留于肌肉、关节间，容易引起肌腱、神经发炎。

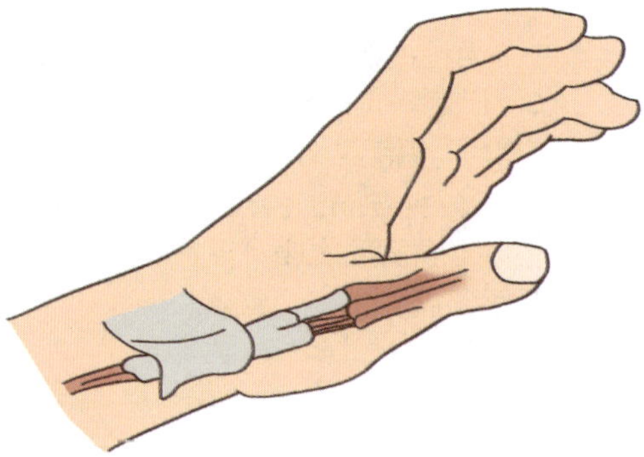

在手腕桡骨附近，能摸到脉搏的突出部位有点水肿，按压时疼痛。可以用一只手将另一只手大拇指握住，然后将后者的手腕弯向小指侧时，如果出现疼痛加剧，那么就有可能得了“妈妈腕”，因为发炎的肌腱滑囊受到拉力牵扯而引发了更剧烈的疼痛。

掌握宝宝正确抱法，预防手腕痛

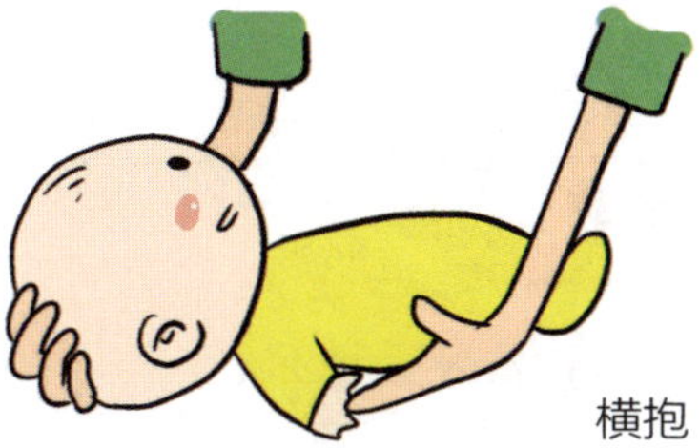

横抱

如果宝宝仰卧在床上，要把一只手插在宝宝脖子下面，轻轻托起头部，然后另一只手轻轻插入宝宝的下背部或臀部。

妈妈的腰部要稍微弯曲，将宝宝拉向妈妈的方向，轻轻地、慢慢地抱起来。要想横抱，先让宝宝的身体整个贴近妈妈的身体，再轻缓调整左手，让妈妈的左侧肘弯处承接住宝宝的头部，右手依然托着臀部。要让宝宝头部贴近左胸前，倾听妈妈的心跳声，这会让他觉得无比安心和舒适。如果是竖抱，要让宝宝贴近妈妈的身体，分别用两手托住宝宝的脖子和臀部。

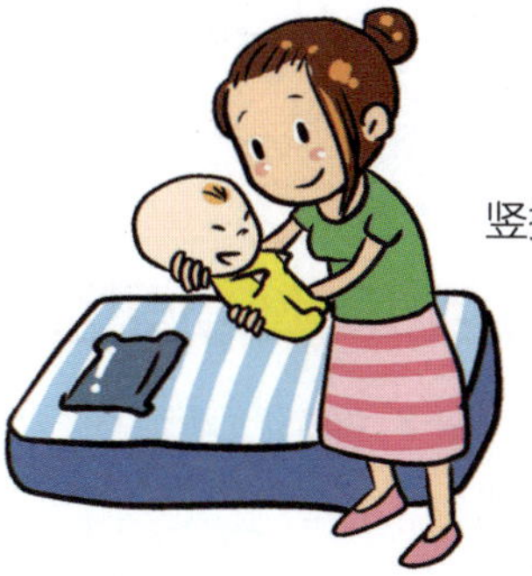

竖抱

手腕按压运动，缓解腕部疼痛

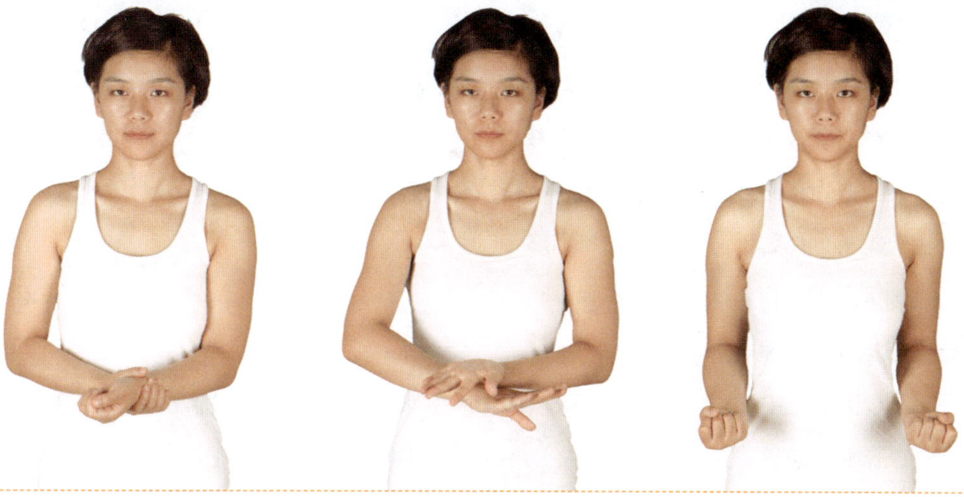

1 用一只手抓住另一只手的手腕，前后左右按压，或者沿同一方向做圆周运动。

2 双手手腕交替，相互按摩。

3 双手手指伸缩抓挠。

一定要重点看

产后抑郁

产后抑郁发病率较高，通常出现在产褥期，一般情况半年内能自行恢复，但并不表示半年后可以高枕无忧。因为6个月后，新妈妈可能因为重返职场的压力、家人关注度减少、宝宝经常生病等原因，让产后抑郁再次出现。

产后抑郁的原因

产后抑郁是新妈妈最常见的产后心理疾病，主要由体内激素的变化、心理压力、孕期发生过严重情绪波动引起的，常表现为情绪低落、焦虑、恐惧、睡眠紊乱、疲劳、食欲缺乏、注意力不集中、对孩子及家人冷漠甚至敌视等。

简单测试，你是否抑郁了？

☆是否白天情绪低落，晚上情绪突然高涨起来。 是□ 否□

☆是否感觉做什么都无精打采，似乎对所有事情都失去兴趣。 是□ 否□

☆是否食欲突然改变（如食欲大增或大减），体重也随之变化较大。 是□ 否□

☆是否晚上难以入睡或失眠，白天倦怠、昏昏欲睡。 是□ 否□

☆是否经常感到焦躁、心烦、不安、易怒。 是□ 否□

☆是否出现几天不言不语、不吃不喝。 是□ 否□

☆是否感觉身心俱疲，非常虚弱。 是□ 否□

☆是否出现无法集中注意力，逻辑混乱，缺乏综合判断能力，语言表达混乱。 是□ 否□

☆是否感觉非常自卑（什么都不如别人），过度自责（自己什么都做不好）。 是□ 否□

☆是否出现过自杀的念头。 是□ 否□

上面10道题，如果有1～2道给出“是”而且题目中的状态每天都会出现，就要警惕了，可能已经在产后抑郁的边缘；如果有6道甚至以上给出“是”，而且状态已经持续2周或以上，可能已经踏进产后抑郁。

学会自己调节情绪，转换心情

面对产后抑郁，新妈妈首先要学会调节自己的情绪，如果很难自己排解郁闷，就要将自己的情况如实告诉家人，及时沟通，让家人了解你最需要什么，千万不要闷在心里。

如果不能及早走出产后抑郁，可能会持续很多年，甚至有生命危险。下面告诉新妈妈三招，帮助新妈妈调整心情。

第一招 积极暗示

产后新妈妈首先面对的是“如何照顾宝宝”的问题，月嫂、父母、朋友、同事、远亲近邻等都乐意出谋划策，教新妈妈这样做那样做，这会让新妈妈觉得“我怎么什么都不会”“我是不是照顾不好宝宝啊”，此时新妈妈就要多做一些积极的暗示，多对自己说“我做得很好”“我能胜任妈妈这个角色”，把情绪往好的方面引导。

第二招 适时回避

人生不如意十有八九，很难所有的事情都顺从自己心意。如果遇上不顺心的事要学会适时回避，不去想、不去问、不争执，让大脑暂时放空。此时也可以做些其他事情转移对这件事的注意力，让自己从糟糕的情绪中跳脱出来。

第三招 转换角色实现自我

妈妈并不是女人唯一的角色，在这之前还有“女儿”的角色、“老婆”的角色或者“员工”的角色。宝宝需要的时候可以做一个“全职妈妈”，但有时也要让自己享受作为“爱女”“娇妻”角色的权利。

而且，生儿育女、照顾家庭并不是女性唯一的目标和最终的价值。不要忘记，做了妈妈仍然要有自己的人生，去实现自我，可以继续在职场打拼自己的事业，也可以在全职带孩子时发展自己的爱好。实现自我的成就感是摆脱抑郁情绪的最好方式。

缓解产后抑郁的生活调理方

饮食调理

多食 B 族维生素含量丰富的食物，鸡蛋、深绿色蔬菜、牛奶、谷类、芝麻等都是不错的选择。B 族维生素是调节身体神经系统的重要物质，也是构成神经传导的必需物质，能够有效缓解心情低落、全身疲乏、食欲缺乏等症状。

多吃富含钾离子的食物，如香蕉、瘦肉、坚果类、绿色蔬菜等，这些食物有利于稳定血压、情绪。

另外，色氨酸可以帮助大脑制造血清素，有利于减轻紧张、暴躁和焦虑的情绪，预防和缓解产后抑郁。牛奶、小米、核桃、香蕉都是色氨酸的良好食物来源。

中医认为，抑郁症主要为肝火旺盛、气血凝滞所致，可以多喝一些清热去火的汤粥，如苦瓜粥、百合枸杞汤等。

生活调养

培养兴趣爱好，转移注意力

研究表明，在做自己喜欢的事情的时候大脑会分泌多巴胺，这是一种神经传导物质，主要负责愉悦情绪的信息传递。所以，培养多种兴趣爱好，如种花、书法、绘画、养鸟、钓鱼等，可以陶冶情操，开阔胸怀，调节情绪，帮助消除焦虑、愤懑、忧愁等情绪。

家中走走或户外散心

月子里新妈妈可以在家里走走，放松一下身心。出了月子，身体允许的话可以到户外散散步，呼吸一下新鲜的空气，会让心情豁然开朗。

营造舒适环境

干净舒适的环境会带给新妈妈一个好心情，能够有效减轻产后抑郁症的发生。

欣赏音乐

新妈妈们不妨让自己多听一些舒缓的、优美的音乐，能够让自己放松心情，避免产后抑郁症。

每天 5 分钟小运动，让心情快乐起来

运动会让人体释放具有免疫调节作用的内啡肽和其他神经肽，这些物质可有助于稳定情绪，保持良好心情。

每天早上留出 5 分钟做做小运动，一周后就会发现身体轻盈，心情舒畅。

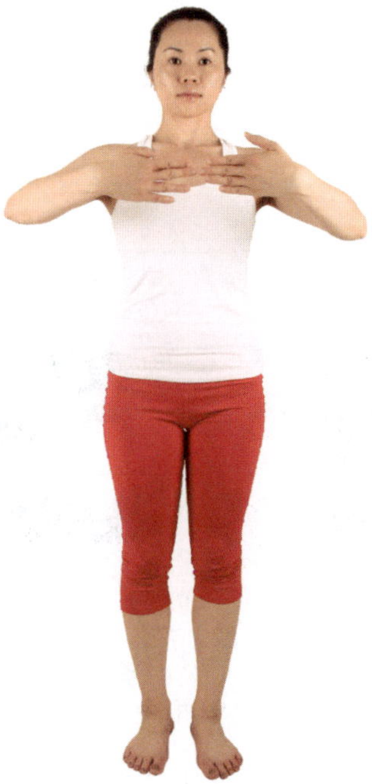

1 站立，双脚打开与肩同宽，收腹、夹紧臀部，双手在胸前呈抱球状，指尖微碰。注意，不要耸肩。

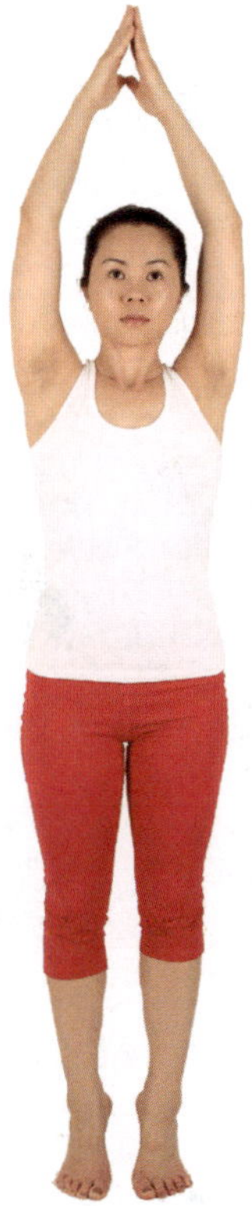

2 抬起脚跟，脚尖尽量向上拉的同时双臂向上伸展，双手逐渐合十，感觉从上到下身体绷紧成了一根线，站立 5 秒钟后放下脚跟。重复动作 10 次。

产后腰背痛

产后腰背痛的原因

妈妈生产后，如果出现生理性缺钙、劳累过度、喂奶姿势不当、寒湿侵袭、子宫脱垂、避孕方法不当、不注意休息、活动过量、闪挫腰肾以及腰骶部先天性疾病等原因，都可能会引发产后腰酸背疼。

此外，妈妈分娩后内分泌系统尚未完全恢复，骨盆韧带还处于松弛状态，腹部肌肉也由于分娩而变得较为松弛；加上产后照料宝宝要经常弯腰，或恶露排出不畅引起血瘀盆腔等，也易引发产后腰酸背痛。

背部伸展操，缓解腰背痛

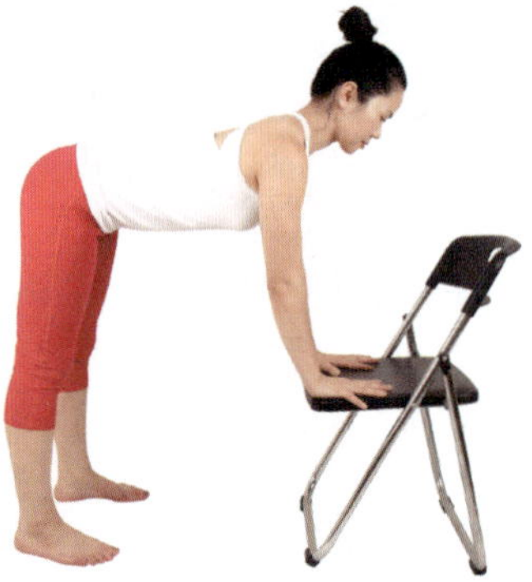

1 选一把折叠椅，靠墙固定放好，避免晃动。双脚分开站立，与肩同宽，双手支撑在椅面，感受背部的伸展。

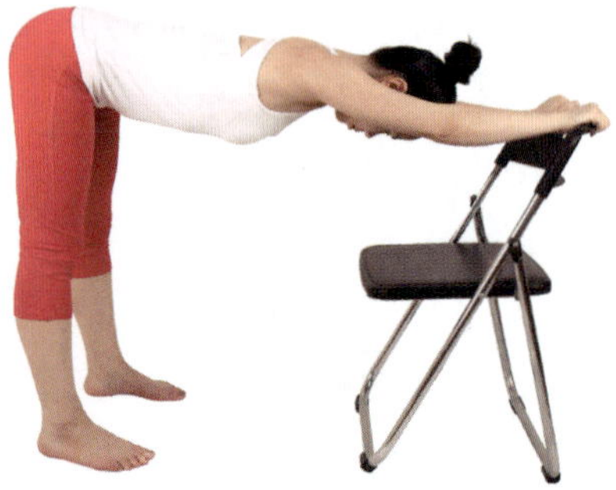

2 继续保持背部伸展，双手慢慢上移抓住椅背，强化伸展效果。

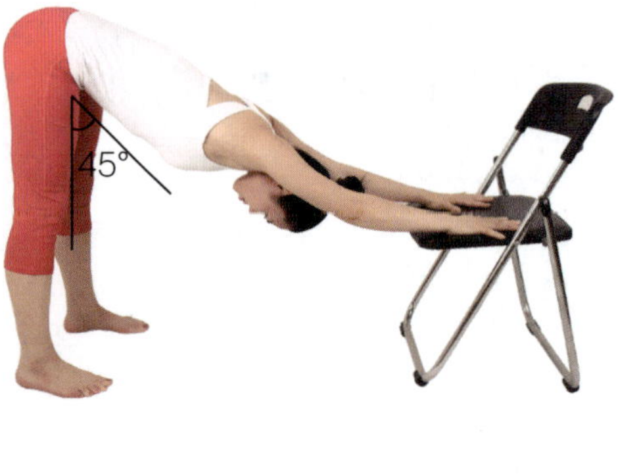

3 双手再回到支撑椅面，手指并拢用力，双脚向后移动，背部下压呈 45 度继续伸展。

Part 6

产后呵护乳房，实现母乳喂养重塑乳房之美

乳房不仅哺育了可爱的生命，更是女人美丽身姿最显著特征。随着年龄增长、哺乳，乳房位置就会变得低垂。所以，产后要多注重乳房保养，让乳房坚挺、有弹性、不生病。

母乳是为宝宝量身定做的

乳汁的分泌

宝宝出生后，妈妈的乳房开始进入泌乳状态，泌乳量会逐渐增多，以满足宝宝的需求。那么，乳汁是怎么产生的呢？

宝宝每次吸吮乳头时，吸吮刺激会促使脑垂体后叶释放催乳素，这时候腺泡周围的肌肉细胞收缩，刺激乳汁排出。宝宝吸吮 30 ～ 90 秒后，输乳管压力增加，促使乳汁流出。在这个过程中，泌乳素和催乳素起着重要的作用，同时，雌激素、孕激素、生长激素、甲状腺激素、肾上腺皮质激素等多种激素共同参与调节。

如果分泌的乳汁不能及时排出，存积在乳房中，会使乳房内压升高，促使下丘脑产生催乳素抑制因子，使乳腺细胞的分泌功能受到抑制，乳汁分泌量就会相应减少。

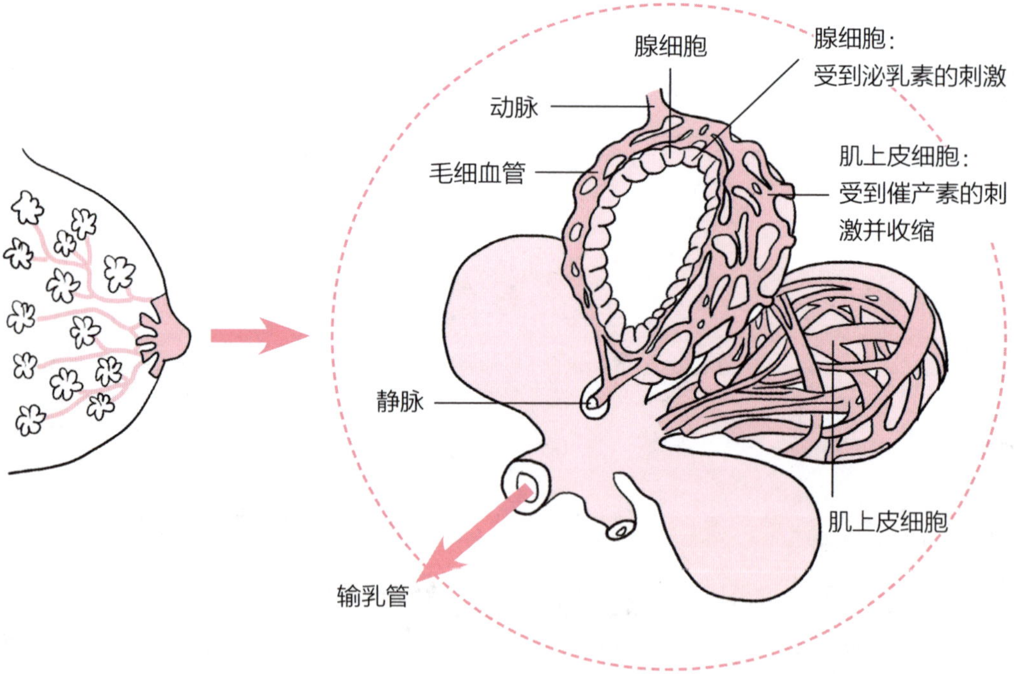

母乳的营养成分

母乳营养成分非常全面，含有丰富的蛋白质、维生素和矿物质等天然营养成分，是宝宝最好的食物。据研究表明，被誉为“白色血液”的母乳，其成分达2000余种，已知其中有300多种成分是宝宝生长发育必不可少的。

母乳的主要成分

矿物质
钙、磷、钾、镁、铁等，吸收良好

蛋白质
主要由酪蛋白和乳白蛋白组成，易消化吸收

碳水化合物
其中乳糖含量高，是6个月内宝宝的主要热量来源

脂肪
母乳中脂肪球小，且含多种消化酶，好消化、易吸收

维生素
维生素A、维生素E、维生素C含量较高，而维生素B_1、维生素B_2、维生素B_6、维生素B_{12}、维生素K、叶酸含量较少，但能满足宝宝的生理需要

母乳与牛乳主要成分对比

成分	母乳	牛乳
水（克/100克）	88	88
蛋白质（克/100克）	0.9	3.3
酪蛋白（克/100克）	0.4	2.7
乳清蛋白/酪蛋白（克/100克）	70 / 30	18 / 80
乳铁蛋白（毫克/100毫升）	1.5	极少
乳糖（克/100克）	7.0	4.8
矿物质（毫克/100克）	0.2	0.8
脂肪	3.8%	3.8%
多不饱和脂肪酸（克/100克）	8.0	2.0
脂肪吸收率	90%	70%
免疫球蛋白（IgA）（克/100克）	1.0	0.03
pH值	7.29	6.57
双歧因子（比值）	40	1

一定要重点看

成功实现母乳喂养的关键

实行母婴同室

产后如果妈妈和宝宝都没有异常情况，建议母婴同室，使妈妈及早建立泌乳、排乳的反射，这种反射建立越早越有利于下奶。同时，母婴同室还能增强亲子依恋关系、增加母子感情，也能够提升妈妈母乳喂养的信心。

第 0 ~ 3 天：尽早开奶

开奶就是给宝宝的第一次喂奶，无论是顺产妈妈、侧切妈妈还是剖宫产妈妈，产后 30 分钟是给宝宝喂奶的黄金时段。开奶越早，妈妈的乳房越不易胀痛；而开奶太晚，乳汁堆积在乳房里没有及时被吸出来，会导致乳汁淤积，乳房胀痛难忍。有的妈妈会说自己的乳房还没胀甚至还没奶，怎么喂？答案是：没奶也要喂，有利于促进乳汁的分泌。

第 1 天

吃点藕粉、粥等营养好、易消化的流质食物

推荐： 多彩蔬菜羹（适合顺产妈妈）、小米粥

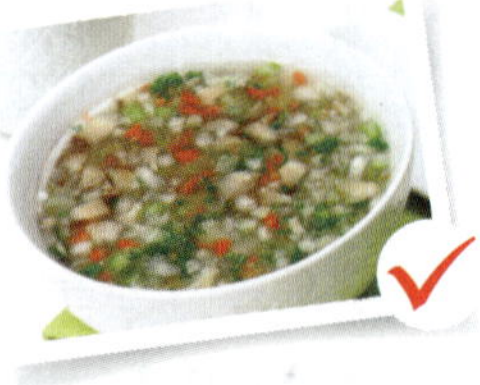

第 2 天

以半流质、软烂的食物为主，吃软烂的面条和蛋汤

推荐： 香菇胡萝卜面

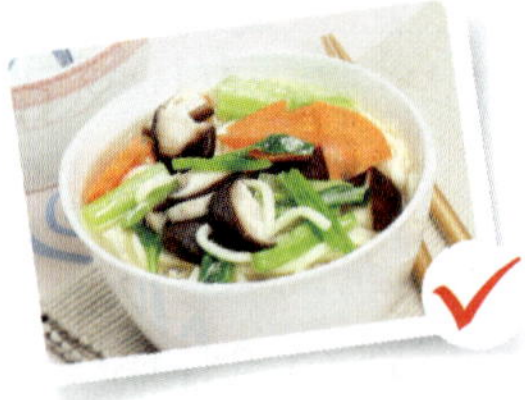

第 3 天

继续以粥、蒸蛋等为主，不要大补

推荐： 鲜虾蒸蛋

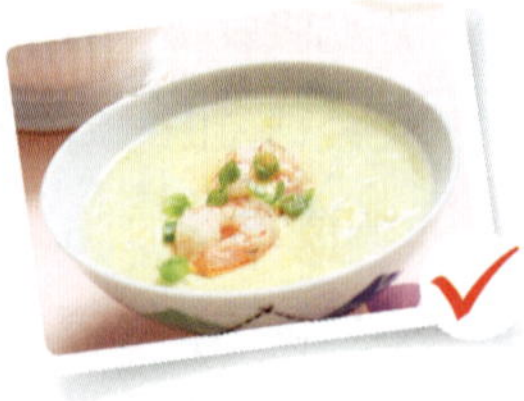

第 4 天~第 3 个月：催奶

第4天，新妈妈开始正式分泌乳汁，也有的会稍晚些，观察奶量，视情况进行催奶。

第7天，催奶要被提上日程，乳汁分泌不佳的新妈妈应该想办法催奶了。

不要着急喝催奶汤。产后前3天，新妈妈分泌的是初乳，量比较少，很多妈妈比较担心宝宝吃不饱而开始大量喝催奶汤。其实催奶汤不宜喝得太早，否则会导致涨奶，容易得乳腺炎。可以通过让宝宝多吮吸的方式来刺激泌乳，使奶量慢慢增加。

第 4 天

以清淡、易消化的饮食为主，不要吃硬的食物

推荐： 榨菜肉末蒸豆腐

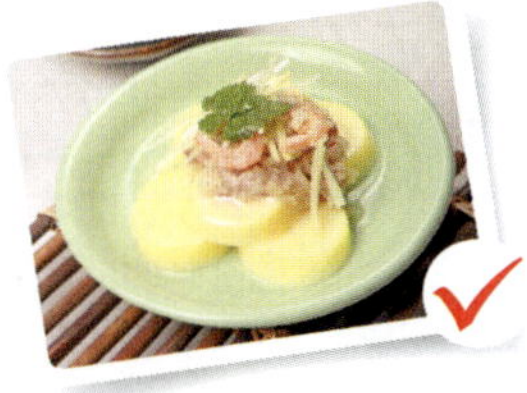

第 5 天

开始吃蔬菜和水果，但不要吃太凉的

推荐： 香菇油菜

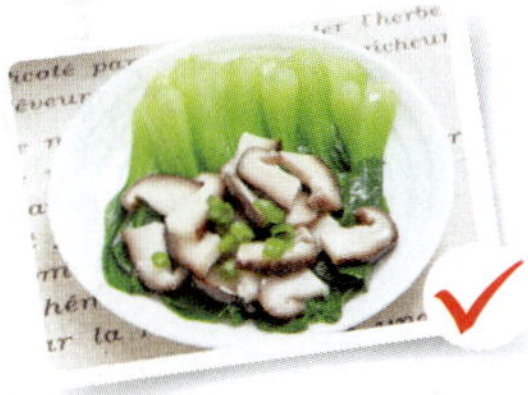

第 6 天

可以进食软食或普通饮食

推荐： 海米豆皮黄瓜水饺

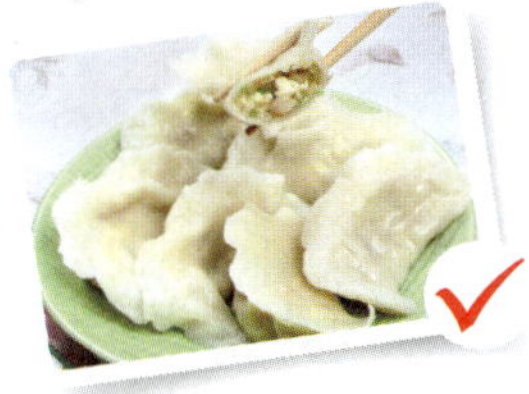

第 7 天

开始喝下奶的汤汤水水

推荐： 木瓜鲫鱼汤

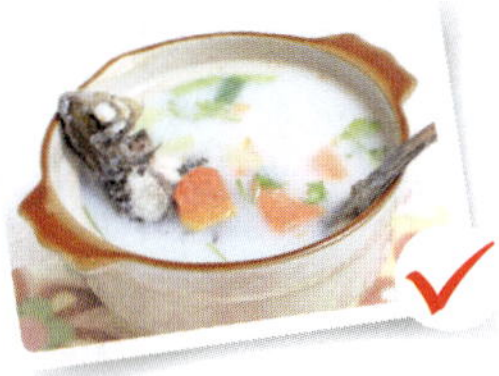

第 4 ~ 6 个月 追奶

很多新妈妈在产后第 4 ~ 6 个月的时候，发现充沛的乳汁变少了，宝宝不够吃，增长速度低于正常水平，就说明妈妈的奶水不够了（宝宝如果一次吃得多，妈妈涨奶时间可能延长，但体重、身高都在慢慢增长，则不属于这种情况）。其实导致乳汁逐渐变少的原因与饮食、哺乳方式、情绪、生理改变等因素密切相关。如果妈妈在以下几个方面加以注意，乳汁仍然会充沛起来的。

按摩催乳

用食指或中指指腹按揉乳根穴 1 ~ 3 分钟，以不感疼痛为度，有助于疏通局部气血，促进乳汁分泌。

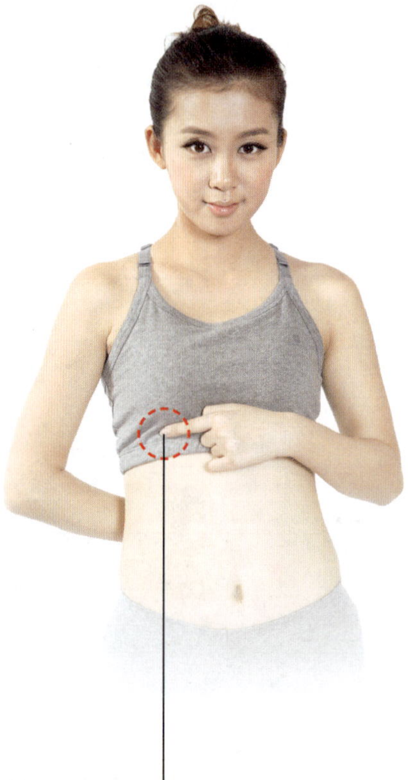

乳根

乳头直下，乳房的根部即乳根穴。

除拇指外四指并拢，用指腹轻轻按揉膻中穴 1 ~ 3 分钟，帮助疏通乳络，促进乳汁的分泌和排出。

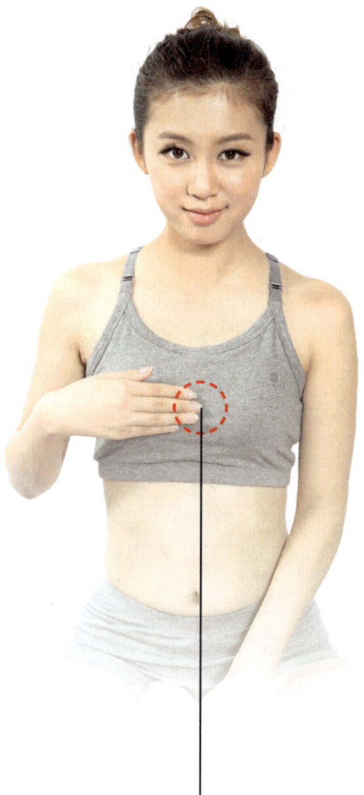

膻中

两乳头连线的中点即膻中穴。

图解常用的正确喂奶姿势，妈妈宝宝都舒服

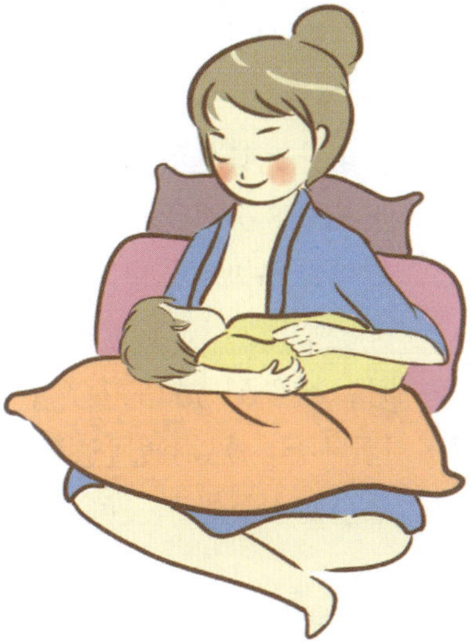

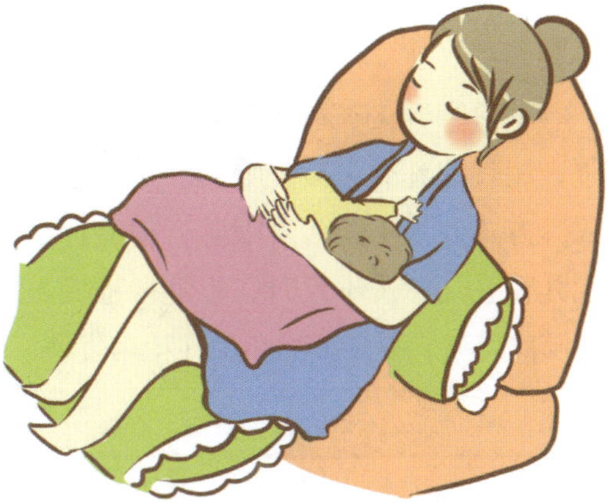

摇篮式，最为简单常用

摇篮式是最常见的一种哺乳方式。妈妈坐在有扶手的椅子上（也可靠在床头），坐直，把宝宝抱在怀里，胳膊肘弯曲，宝宝后背靠着妈妈的前臂，用手掌托着宝宝的头颈部（喂右侧时用左手托，喂左侧时用右手托），不要弯腰或者探身。另一只手放在乳房下呈“U”形支撑乳房，让宝宝贴近乳房，喂奶。

半躺式，不容易呛奶

在分娩后的最初几天，妈妈坐起来仍有困难时，以半躺式的姿势喂哺宝宝最为适合。背后用枕头垫高上身，斜靠躺卧，让宝宝横倚在妈妈的腹部进行哺乳。对于乳汁流速过快的妈妈来说，这个姿势不容易让宝宝呛奶。

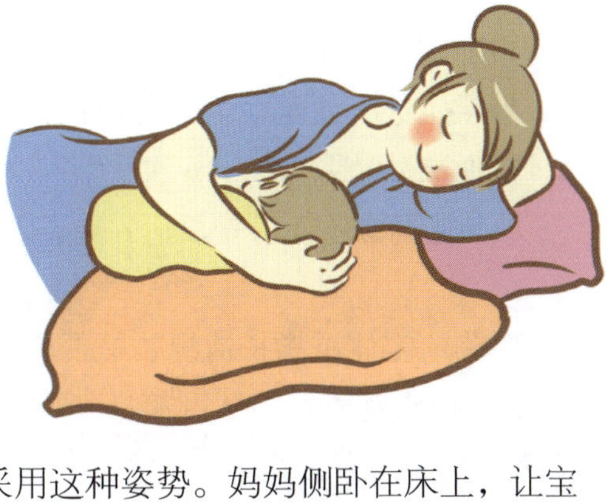

侧卧式，适合夜间哺乳

妈妈在晚上喂哺或想放松一下时，可采用这种姿势。妈妈侧卧在床上，让宝宝面对乳房，一只手揽着宝宝的身体，另一只手帮助将乳头送到宝宝嘴里后放松地搭在枕侧。

母乳不足时，需要混合喂养

混合喂养是在确定母乳不足的情况下，用其他乳类来补充喂养。虽然这种喂养方式效果不如母乳喂养，但能让新生儿在乳汁总量不足时，也能保证摄入足够的奶量，不会影响新生儿正常发育。

判断母乳是否充足的 5 条标准

想知道母乳够不够，宝宝有没有吃饱，可以从下面几个方面来判断，特别是最后两条是最关键的判断标准。如果不能达到以下标准，就说明宝宝没有吃饱，母乳是不够的，需要尝试混合喂养。

1 听宝宝吃奶时下咽的声音，是否每吸吮 2 ~ 3 次，就可以咽下一大口。

2 看宝宝吃完奶后是否有满足感，是否能安静睡 30 分钟以上。

3 看宝宝的大便是否为金黄色糊状，排便次数是否为 2 ~ 6 次 / 天。

4 看宝宝排尿次数，是否达 6 次 / 天。

5 监测宝宝体重增长情况，是否增长 30 ~ 50 克 / 天，是否第一个月体重增长 600 克以上。

混合喂养提倡“补授法”

首先推荐采用“补授法”，即先喂母乳然后再补充其他乳品，保证让宝宝每天吸吮乳房 8 次以上，每次尽量吸空乳房。此外，妈妈要尽可能多地和宝宝在一起，经常搂抱宝宝。当母亲乳汁分泌增加时，减少配方奶的喂养量和次数。很多母乳不足的妈妈通过这种方法，过 1 ~ 2 个月奶水就够了，可以完全母乳喂养了。

红豆妈经验谈

混合喂养也要尽量多喂母乳。如果因为母乳不足，就减少哺乳的次数，这样反而会使母乳越来越少，母乳喂养的次数要均匀分开，不要很长一段时间都不喂母乳。

最好喂母乳放在夜间，因为夜间妈妈比较累，尤其是后半夜，起床后给宝宝冲奶粉很麻烦，而且夜间妈妈乳汁分泌量相对较多，而宝宝的需要量又相对减少，此时母乳一般能满足宝宝的需要。

没有母乳时，教你正确人工喂养

新妈妈不管因为什么原因没办法实现母乳喂养，也不用过于懊恼、焦急，选择正确的人工喂养方式，宝宝同样可以茁壮成长。

需要人工喂养的情形

1 宝宝患有半乳糖血症：属于先天代谢异常，很少见。这类新生儿在进食含有乳糖的母乳或奶粉后，可出现严重呕吐、腹泻、黄疸、肝脾大等症状。确诊后，应立即停止母乳及普通奶制品喂养，需喂食不含乳糖的特殊配方奶。

2 妈妈接触过有毒化学物质：这些物质可通过乳汁使新生儿中毒，故妈妈哺乳期应避免接触有害物质，远离有害环境。或妈妈因病接受放射性治疗和化疗期间应暂停母乳喂养。

3 妈妈处于传染病急性期：如妈妈患艾滋病、开放性肺结核等，或者在各型肝炎的传染期，此时哺乳会增加新生儿感染的机会。故应暂时中断哺乳，用配方奶代替。

4 其他需要人工喂养的情况：宝宝患有苯丙酮尿症，可暂停母乳代之以低苯丙氨酸配方奶，待检测宝宝血清中苯丙氨酸浓度恢复正常后可部分母乳喂养。

按时喂养，防止喂养过度

人工喂养的宝宝要按时喂养，且要防止喂养过度，否则不利于宝宝的健康发育。对于健康的婴儿，只要宝宝进食量充足，配方奶是可以满足婴儿所需的全部营养的。在宝宝消化功能正常的情况下，满月后一天奶量达到 500 ~ 750 毫升，即可满足其生长需要。当然，每个宝宝食量不同，应根据宝宝自身情况进行调整。

一般宝宝每 3 小时进食一次，每次喂养量 60 ~ 80 毫升即可。每个宝宝胃口大小不同，吃的多少也不同，完全照搬公式来喂养是不可取的。随着宝宝不断成长，食用配方奶的量也在不断变化，这就需要妈妈们细心摸索。

学会自检，保证乳房健康

任何病症的发生都不是突然而来的，在之前都会通过身体给人各种警示信号，所以把学会自检当成必修课，是及早发现乳腺疾病最简单有效的方法。如果通过自检发现异样，建议及时去医院确诊是否存在疾病。

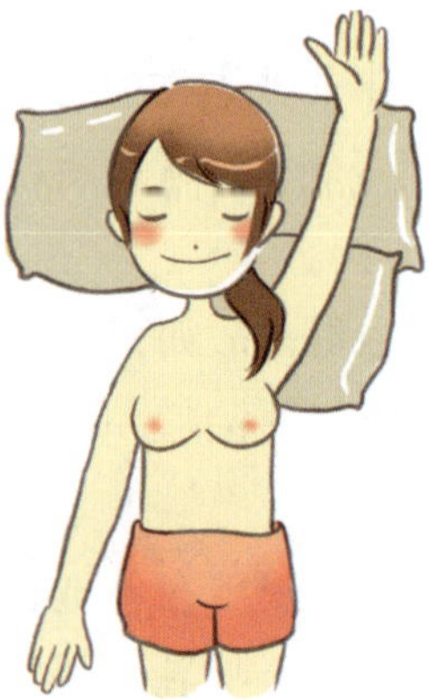

1 平躺在床上，裸着上身，高举左臂，左肩下垫一个小枕头，这样左侧的乳房就变得平坦了。

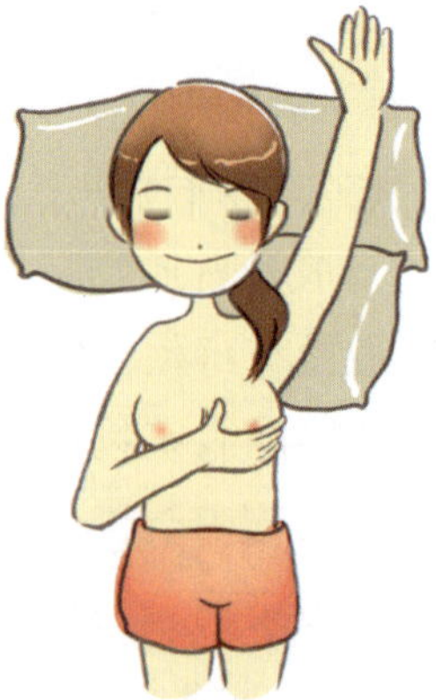

2 用右手食指、中指、无名指的指腹仔细缓慢地触摸左侧乳房，按照顺时针方向从乳房外围逐渐移动检查至乳头，检查是否有硬块、肿胀、压痛感。

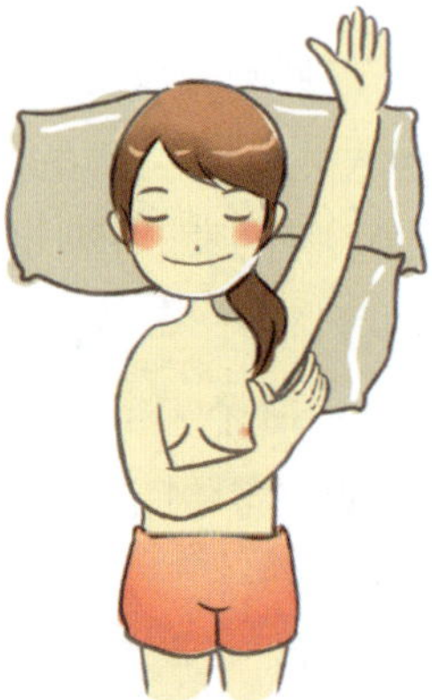

3 检查腋下淋巴是否有肿大。

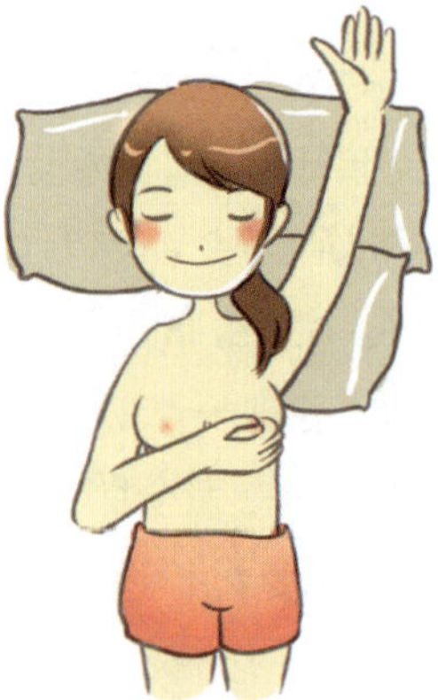

4 用拇指和食指轻捏乳头，看看是否有液体排出。然后用同样方法自检右侧乳房。

乳头皲裂这样护理，不影响喂奶和美观

乳头皲裂是新妈妈哺乳时经常会遇到的问题，轻者仅乳头表面出现裂口；重者局部渗液、渗血，日久不愈，反复发作易形成小溃疡，处理不当极易引起乳痈。发生乳头皲裂主要是由于宝宝吸吮姿势不正确所引起的，所以，妈妈在哺乳时应尽量让宝宝吸吮住大部分乳晕，这样宝宝不仅易吸出奶，也能有效预防乳头皲裂。

宝宝含接乳头的正确技巧

妈妈应该等到宝宝把嘴巴张到一定程度时，再把宝宝的嘴凑到自己的乳头上。通常情况下，要把宝宝朝自己的乳房方向移动，而不是把乳房挪向宝宝。

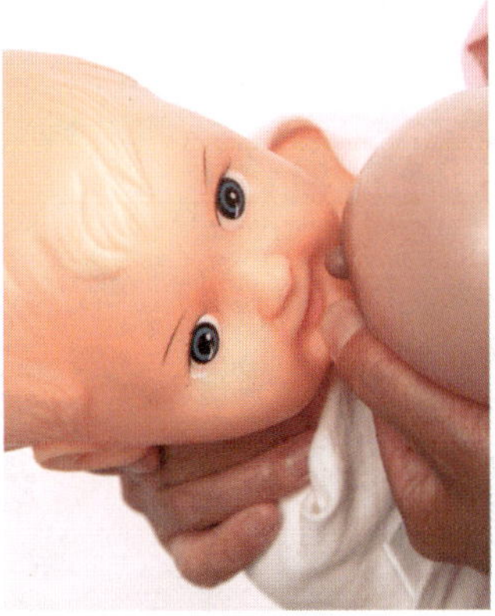

刺激

妈妈用乳头轻触宝宝唇部，诱导宝宝张大嘴巴。

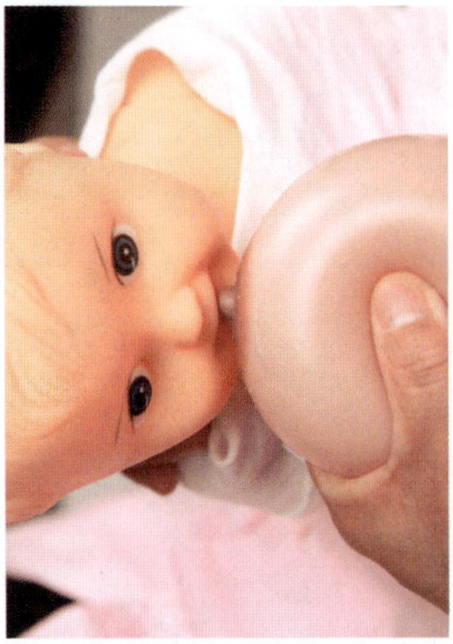

张嘴、含乳

等宝宝嘴巴张大到一定程度，像打哈欠的样子，顺势让宝宝含住乳头和大部分乳晕。

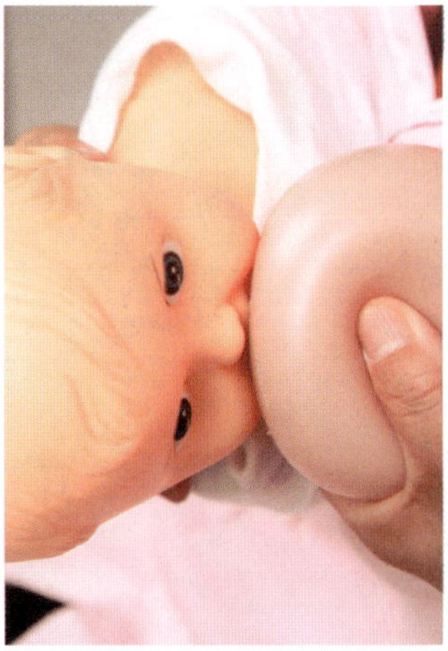

吸吮

吸吮时，宝宝面颊鼓气，下嘴唇往外翻，能看见吞咽动作或听见吞咽声。

使用乳头保护罩缓解妈妈哺乳疼痛

乳头保护罩是一种硅胶制成的柔软的套子，可以盖住乳头和乳晕，宝宝通过套子吸奶，帮助缓解乳头皲裂时妈妈哺乳的疼痛。使用时先用卫生棉球清洁乳头及乳晕，在乳头保护罩内滴入少许母乳，把乳头保护罩贴合在乳头上，用手压住四周，再让宝宝吸吮。

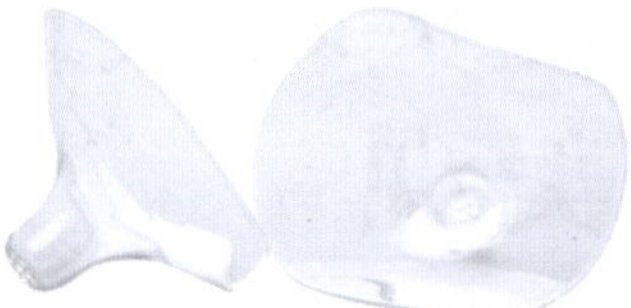

妈妈要根据自己乳头的大小来选择保护罩，要紧贴皮肤。材质要求选择健康无害的，最好去正规的母婴专卖店购买。

将乳头霜涂于患处促进伤口愈合

乳头破裂时，先用温水洗净乳头破裂部分，接着将乳头霜涂于患处。同时要选透气性好、宽松的内衣，有利于空气流通，加速伤口愈合。

如果乳头破裂较为严重，应停止喂奶 24 ～ 48 小时，人工或用吸奶器将母乳挤到消过毒的干净奶瓶里喂宝宝。

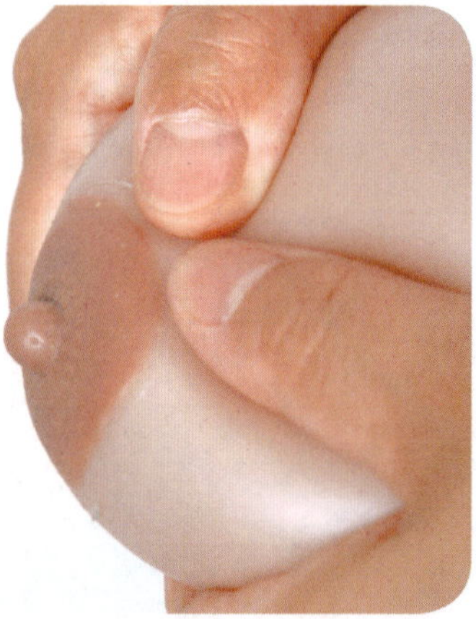

人工挤奶：将大拇指放在离乳头根部2厘米的乳晕上，其余四指分开，有节奏地挤压乳房，直至乳汁全部排出。

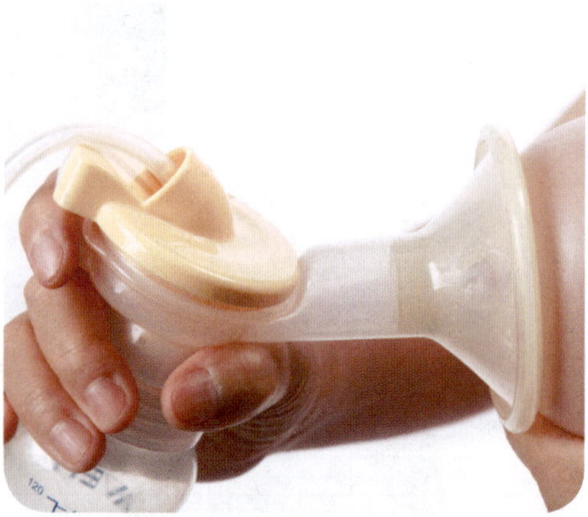

吸奶器挤奶：使用前先清洁消毒，将吸奶嘴扣在乳头上，有节奏地按压气囊吸奶，吸奶不要超过20分钟。

每天乳房按摩，双乳饱满奶水足

女性孕期乳腺生长，乳房内的血管也变得粗大，乳房不仅向前推高，也向两腋扩大。分娩后，支撑乳房的韧带和皮肤因为长时间拉扯很难短时间复原，再加上哺乳的影响，此时若不注意乳房的保护，乳房会下垂。

按摩乳房能够促进胸部淋巴管运输脂肪，紧实胸部肌肉，加强支撑力，让胸部越来越挺，还有利于乳腺小叶和乳腺导管的生长发育，促进乳汁分泌，让新妈妈奶水更足。

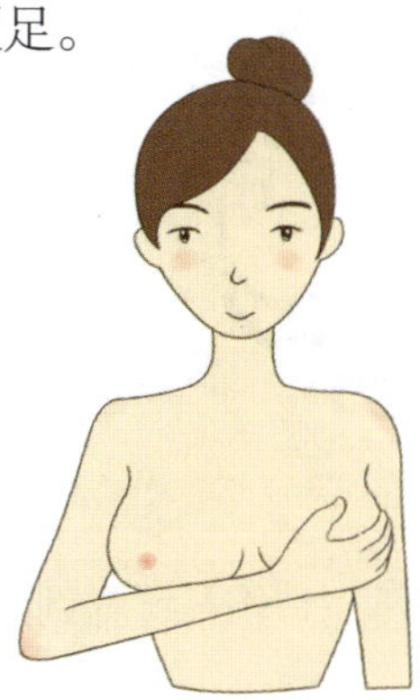

1 挺直腰背，用右手大把握住左侧乳房。

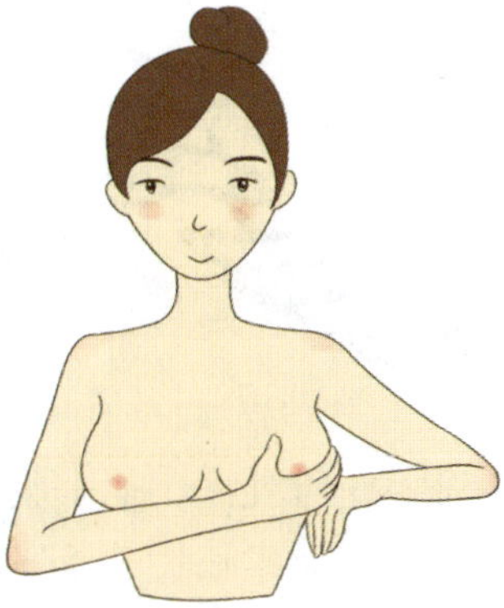

2 将左手手背贴在乳房外侧，轻轻平推再松开，重复动作 3 次。

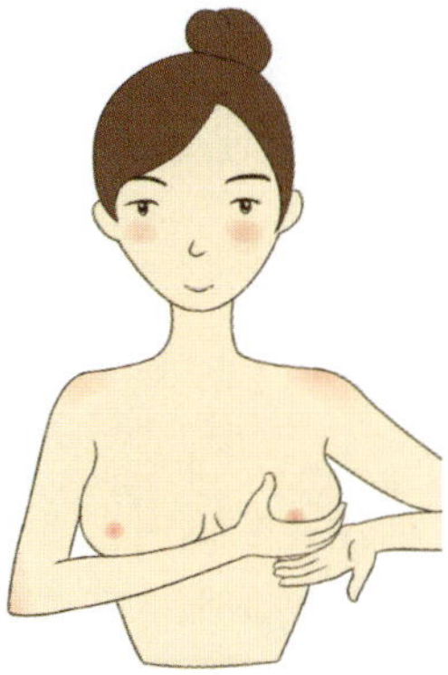

3 将左手掌心向上，用小拇指轻托乳房底侧，让乳房有弹跳感，重复动作 3 次。

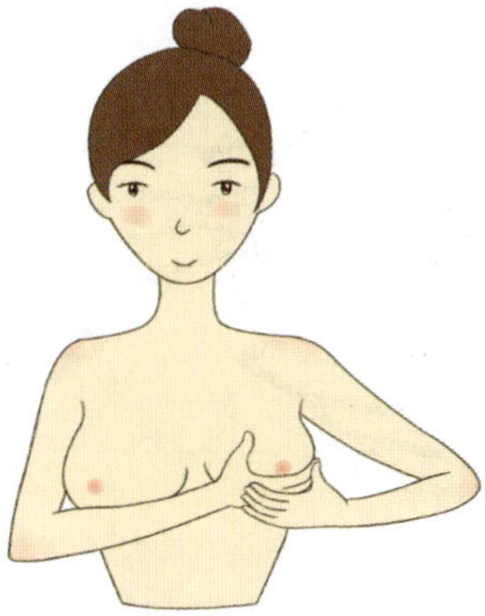

4 张开左手掌从下面托住乳房，往上推动再松开，重复动作 3 次。

乳头凹陷，坚持提拉乳头

一般乳头凹陷都容易积存脏东西，如果新妈妈出现乳头凹陷，可以用消毒纱布把乳头表面的杂质和油脂擦拭干净，用手指牵拉。严重乳头凹陷者，可以借助乳头吸引器和矫正胸罩来矫正。

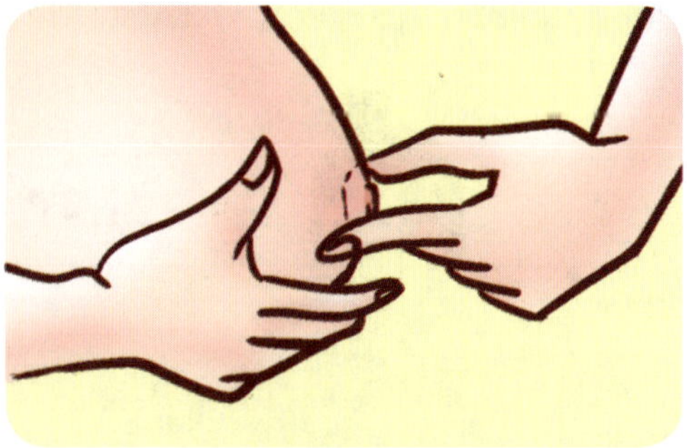

1 用一只手托着乳房，另一只手以拇指、食指和中指牵拉乳头下方的乳晕，改善伸展性。

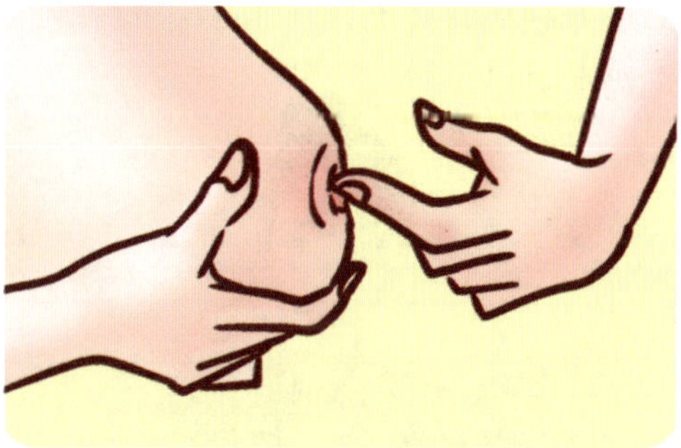

2 抓住乳头，往里压到感到疼痛为止。

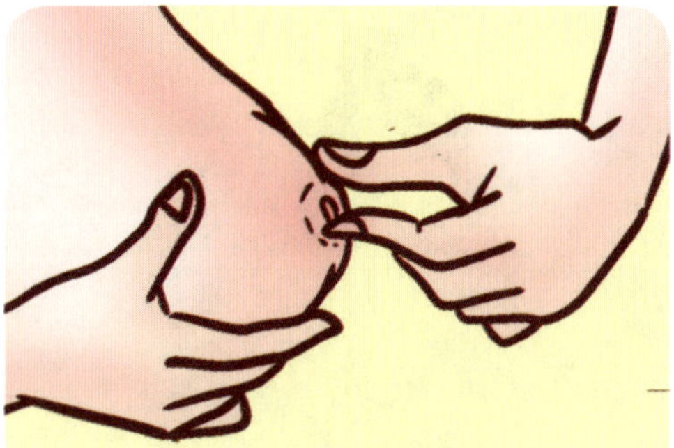

3 用手指拉住乳头，然后拧动，反复 2 ~ 3 次。

一定要重点看

重塑乳房，注重营养搭配

重点摄入养护乳房的营养素

乳房的健康和美丽，除了先天遗传因素外，后天的营养补充也很重要。虽然乳房会随着年龄的增长、哺乳等出现松弛下垂的现象，但是重点摄入富含养护乳房的营养素的食物，有利于保持乳房健康。

维生素C

维生素C可以帮助清除体内自由基，起到抗衰老作用，也是蛋白质合成必不可少的辅助物质，为乳房补充营养。维生素C主要存在于新鲜水果和蔬菜中，如橙子、猕猴桃、柠檬、西蓝花、白菜等，新妈妈可以选择食用。

B族维生素

B族维生素有助于雌激素的合成，而雌激素对乳房的发育和维持乳房形态有重要作用。平时可以多吃些牛肉、牛奶、猪肝、蘑菇、豆类，以摄取丰富的B族维生素。

蛋白质

蛋白质是人体的重要组成物质。适当摄取优质蛋白质不仅可以使乳房肌肤光滑细腻，还能使乳房丰满挺拔。谷类、豆类及豆制品、瘦肉、鱼虾、蛋、牛奶及奶制品等都是很好的食物来源。

维生素E

维生素E可以促进乳腺发育，坚果类、蛋奶类、谷物类、动物肝脏等都是很好的食物来源。

大豆异黄酮

大豆异黄酮与雌激素相似，被称为“植物雌激素”，对体内激素分泌、蛋白质合成有一定的刺激作用，是天然的丰胸佳品，主要来源于豆类。

养护乳房的黄金食材

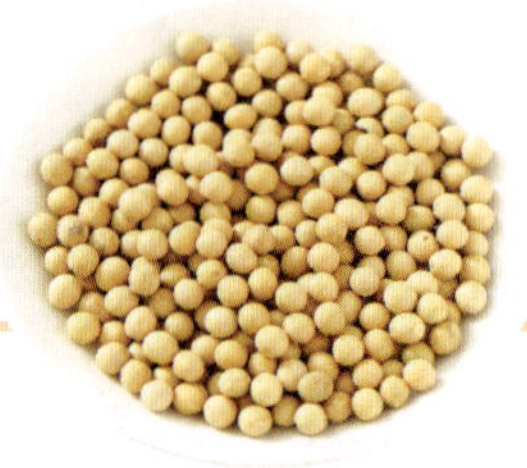

黄豆，每天一杯豆浆养护乳房

黄豆性平，味甘，归脾、大肠经，富含优质蛋白质、大豆异黄酮、卵磷脂、钙等营养素，被视为“植物肉”。每天早上或者晚上喝一杯豆浆，既有利于乳房健康，又有利于排毒消肿。

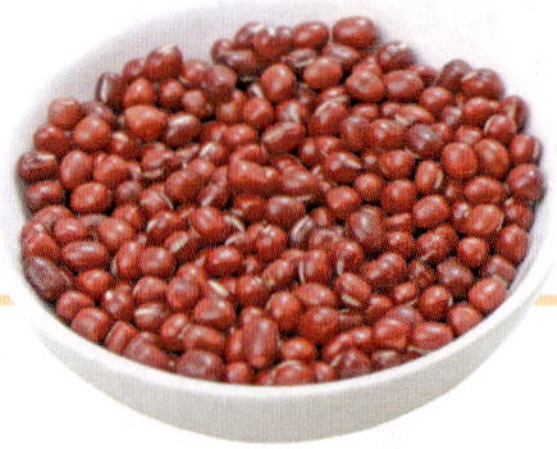

红豆，消炎、通乳有神通

红豆性平，味甘、酸，归心、小肠经。红豆富含叶酸、蛋白质，与红枣搭配煮汁或者熬粥给新妈妈食用，不仅可以催乳，还能利水除湿。红豆中丰富的铁质能补血，促进血液循环，让人气色红润。

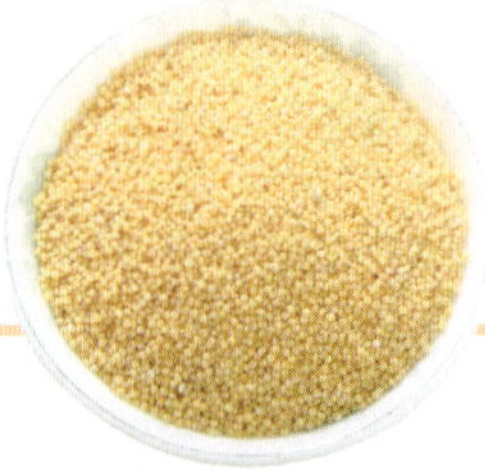

小米，让双乳肌肤吹弹可破

小米性凉，味咸，归肾、脾、胃经，富含B族维生素、维生素E、蛋白质、磷、钾等营养物质。

多吃小米粥能滋阴补肾，丰满乳房，还能让肌肤变细腻。小米粥表面漂浮的一层形如油膏的黏稠物被称为“米油”，可调养虚寒体质。

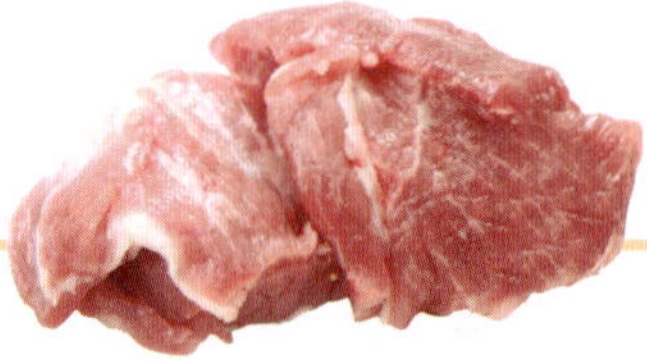

瘦肉

乳房的坚挺和发育离不开脂肪和蛋白质，瘦肉是二者的良好来源，但是要适量摄入，避免摄入过量造成肥胖。每天40~75克为宜。

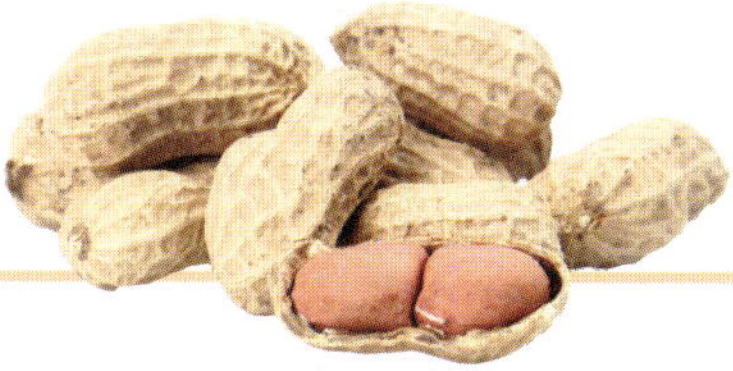

花生，丰胸、防衰老

花生性平，味甘，归脾、肺经，具有理气通乳、健脾和胃等功效。花生富含维生素E，可以刺激雌激素分泌，能够促进乳腺发育，让乳房更丰满。

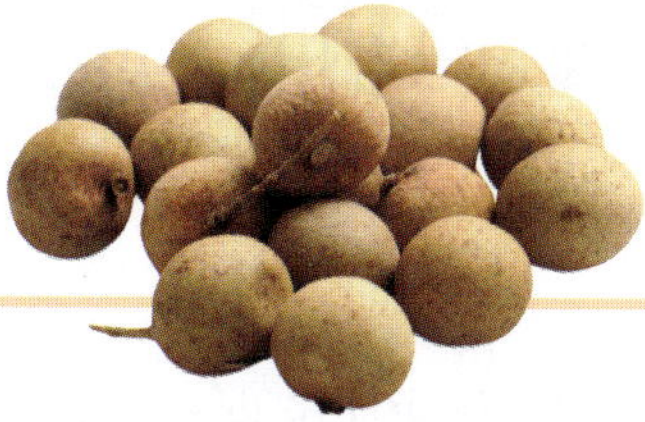

桂圆，安神、滋阴

桂圆性温，味甘，归心、脾经，能生津补血、滋阴补阳。搭配红枣、莲子、红糖等煮成甜汤或粥，有很好的补气养血的功效。女性常饮，有助于丰胸。

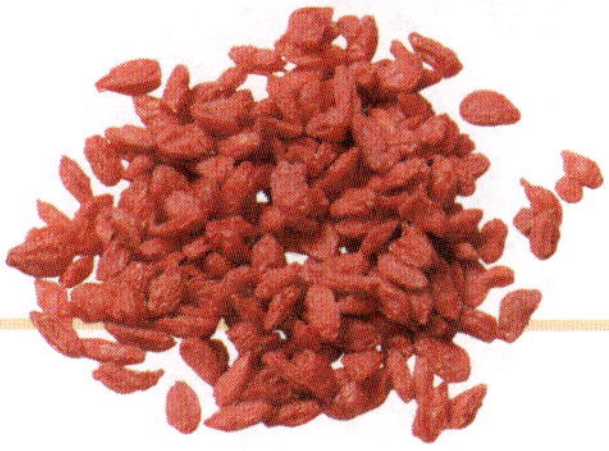

枸杞子，养血明目

枸杞子性平，味甘，归肝、肾经，有很好的滋阴养血功效，而乳房能得到充足的气血滋养，必然丰满挺拔。

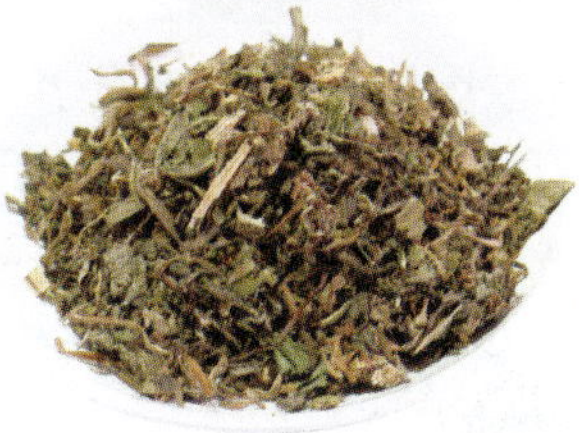

蒲公英，常吃乳腺没毛病

蒲公英性寒，味甘、微苦。《本草纲目》记载，蒲公英有清热解毒、消肿散结、催乳等作用，对治疗乳腺炎十分有效。

蒲公英的叶子有改善湿疹、消炎抗菌的功效。蒲公英还是质优价廉的“美容万金油”，可以补水润肤、控油、祛斑。

丰胸瑜伽，让胸部弹性十足

这套瑜伽动作能促进乳腺发育，使胸部坚实、有弹性，还有助于促进胸部血液循环和淋巴循环的正常运行，让新妈妈在产后恢复好身材的同时，预防乳腺疾病。

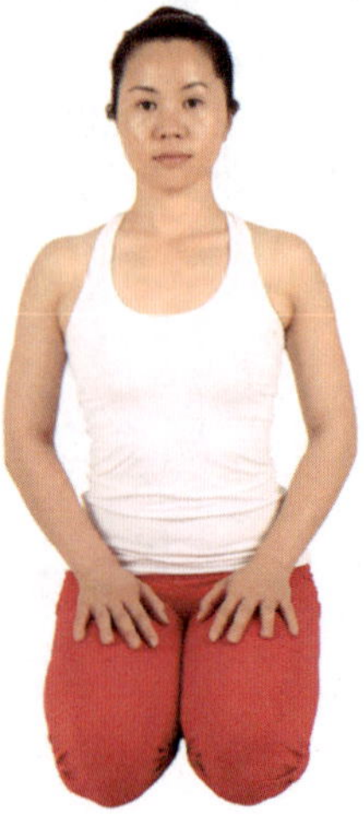

1 跪坐姿势，双手自然放在大腿上，保持脊背挺直。

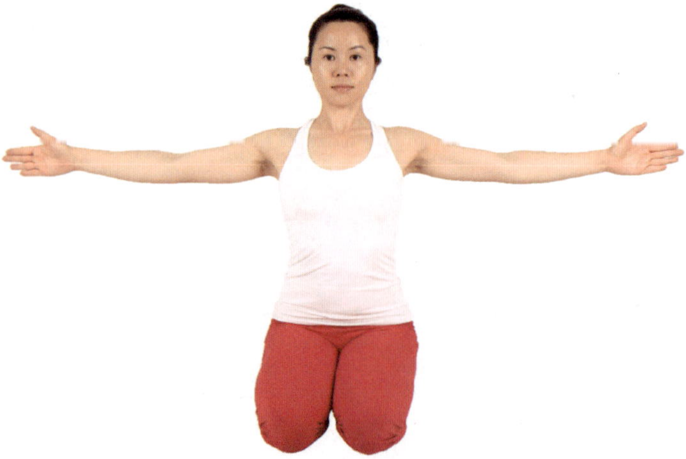

2 双臂缓缓侧平举至与肩同高，掌心向前。

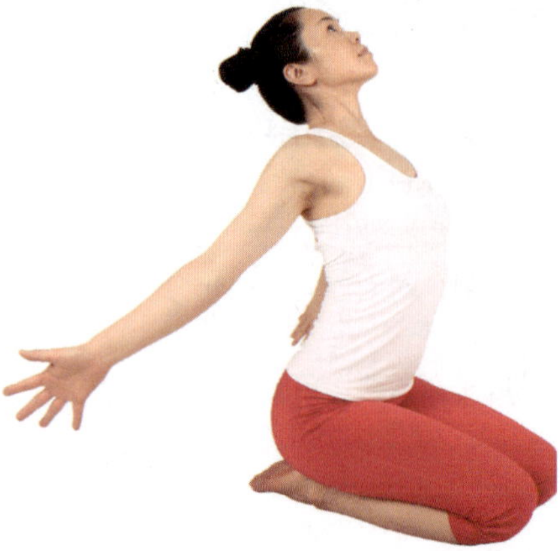

3 吸气，同时头颈尽量向上后仰，手臂向后张开，扩胸。

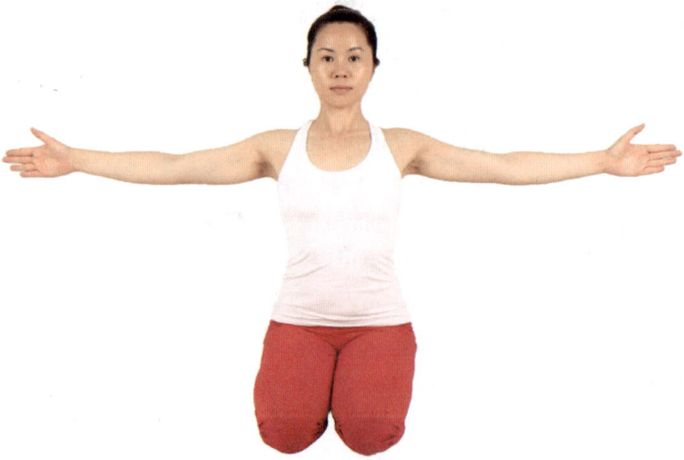

4 呼气，还原。

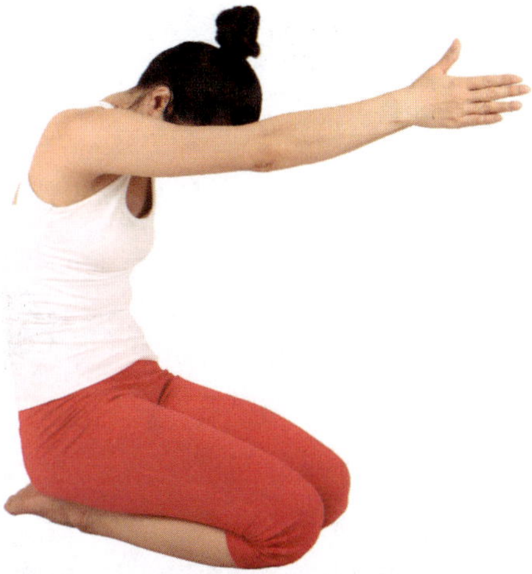

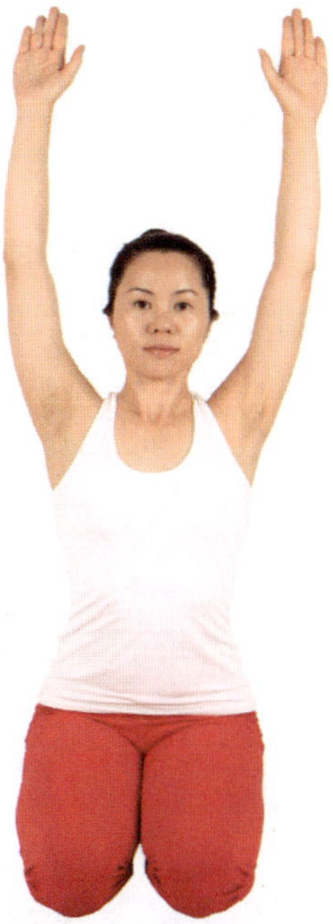

5 吸气，同时头颈向前弯曲，双臂保持平行地面向前收拢，尽量向前伸直，背部自然成拱形。呼气，还原。

6 吸气，同时双臂从身体前向上伸展，掌心向前。

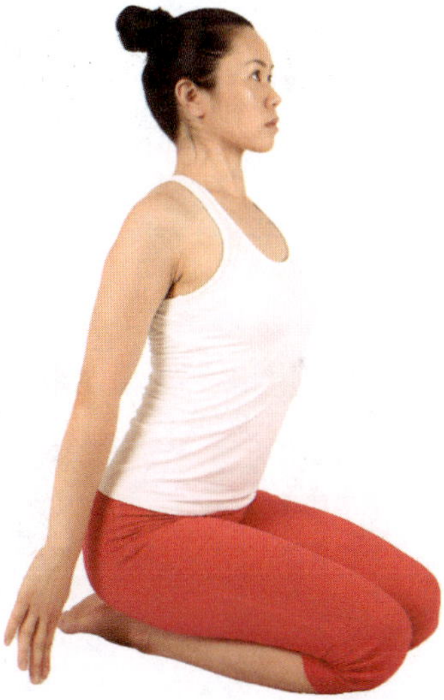

7 呼气，同时双臂再从体前向下滑落，并向后方伸直，尽量做到最大限度。呼气，恢复跪坐姿势。

上班族妈妈的午间健胸操

结束产假已经回到工作岗位的妈妈，可以利用工作的闲暇时间或午休时间做一些简单的健胸动作，能起到缓解疲劳、扩胸健身的效果。

站立挺身

站姿，双手在背后相扣，用手臂的拉伸力量带动身体自然抬头挺胸，保持30秒，同时保持均匀有序的呼吸。还原，重复动作5次为一组，有助于胸部紧致、坚挺。

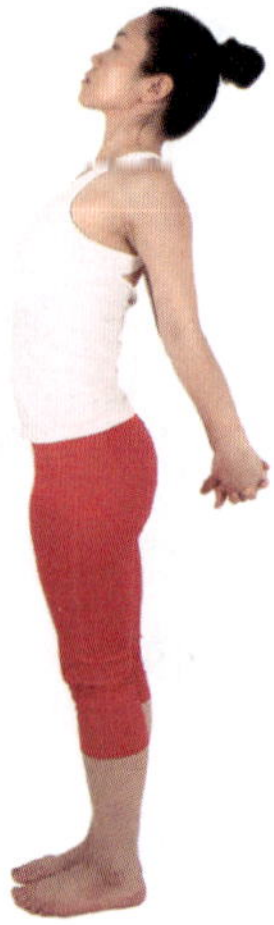

双手推墙

面对墙站立，双腿分开略比肩宽，背部挺直，挺胸、收下颌、收腹臀，双臂伸直与肩同高，五指分开，掌心紧贴墙面。身体前倾，尽量贴近墙面，然后用力伸直手臂推墙，使身体远离墙面。重复动作15～18次为一组，可锻炼胸大肌。

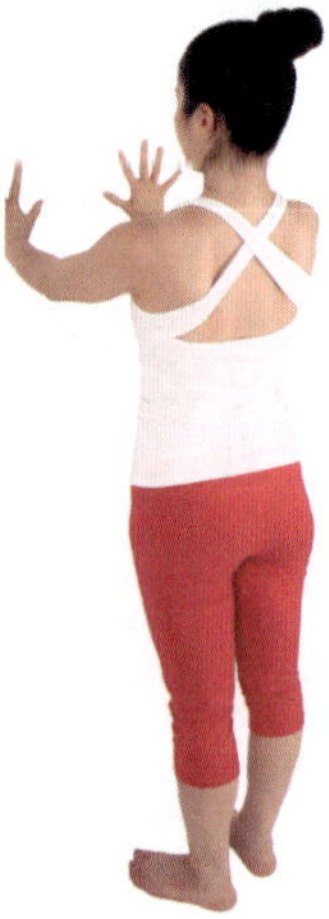

握拳伸展

站姿，双手握拳，左手向右上方举起，举过头顶，保持姿势。右手向左上方举起，在头顶处与右手呈交叉状，保持10秒。重复动作5次为一组，做3组。可有效锻炼提拉乳房的肌肉，预防乳房下垂。

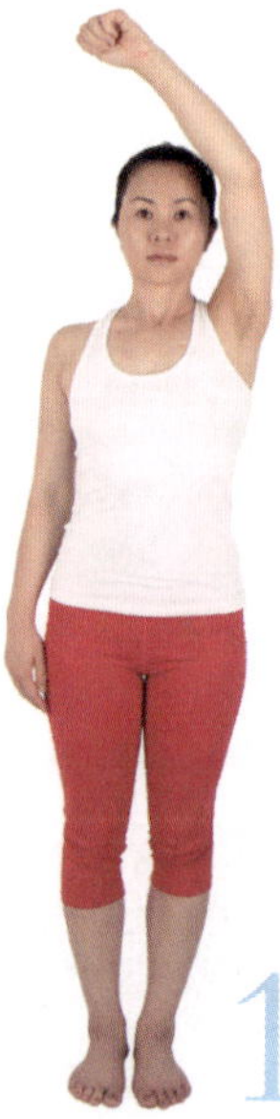
1

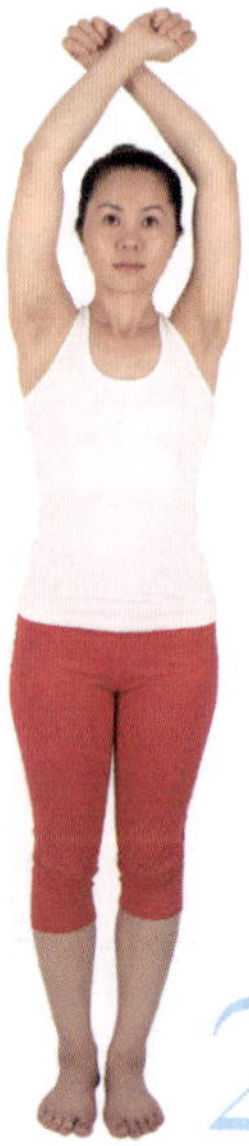
2

断奶后乳房按摩，改善下垂、外扩

“8”字按摩法：防止胸部外扩

1 左手放在左胸外下侧。

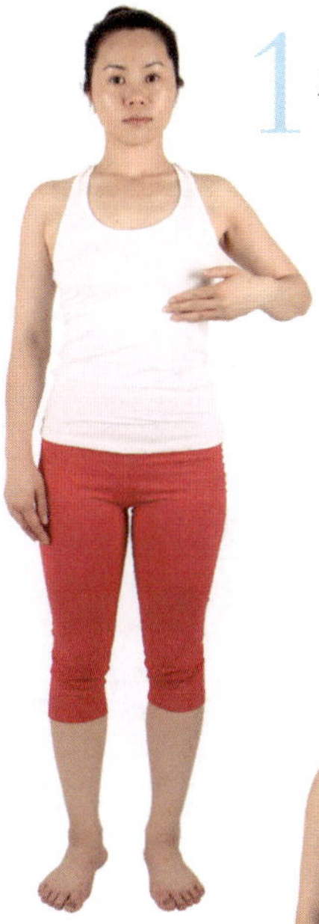

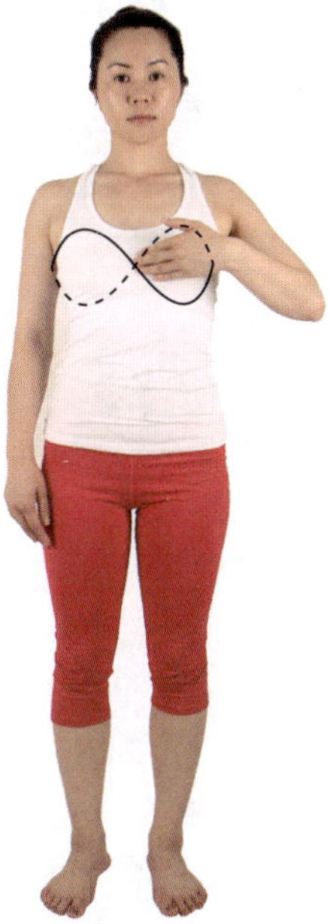

2 沿着胸部下方，向另一边乳房打 8 字扫去。左右交替，重复 10 次。

画圈按摩法：紧实胸部肌肉，防止胸部下垂

1 手背相对，置于双乳中间。

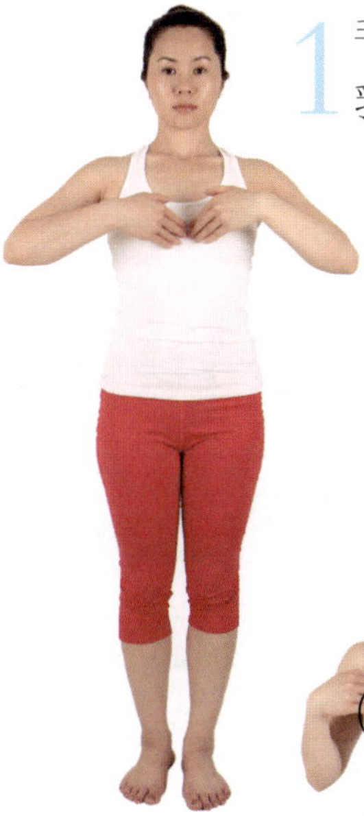

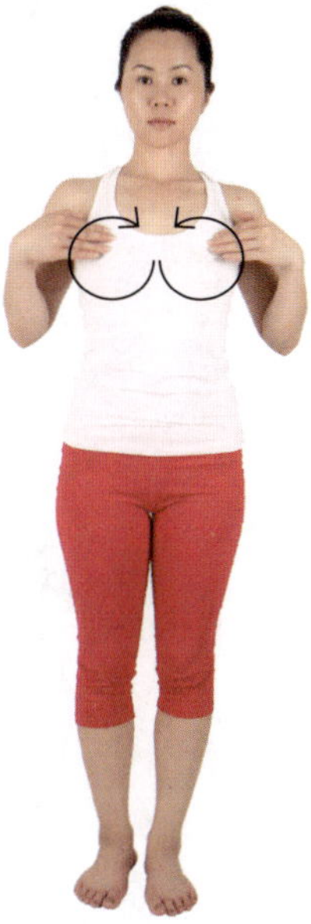

2 双手同时轻按乳房，由外向内扫并且打一个圈。每次重复动作 20 次，每天 1 次。

按压法：促进乳房发育

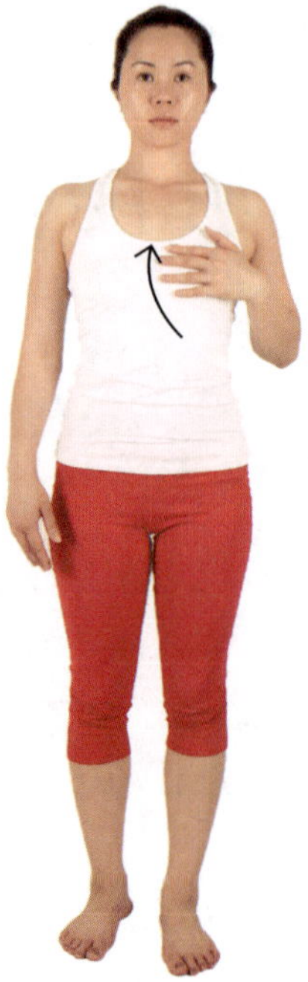

用手包住整个乳房，轻轻按压胸部周围的组织，每次按压停留 3 秒。然后分别在乳沟的位置从下向上按压，一直按压到乳房外侧。换另一侧重复动作。一组动作重复按摩 6 次。

螺旋按摩法：紧实胸部肌肉，让胸部越来越挺

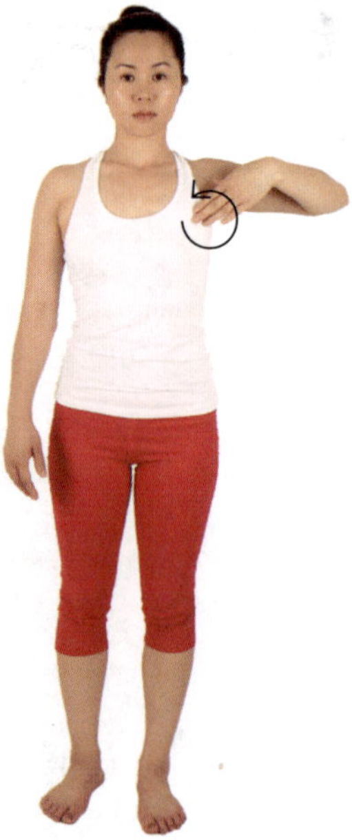

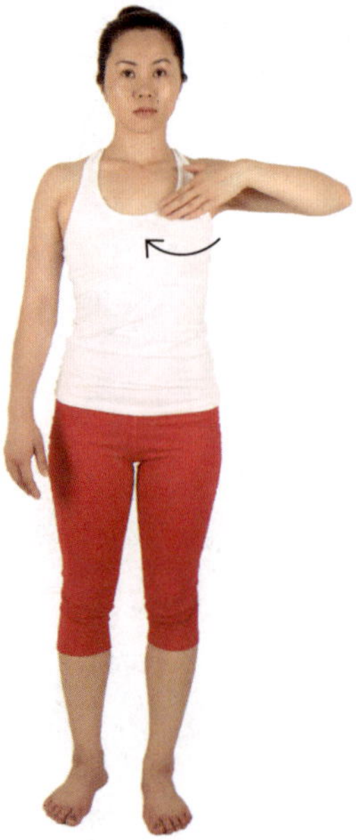

1 一只手放在腋下，沿着乳房外围做圆形按摩。

2 从乳房下面往上提拉按摩，直到锁骨的位置。换另一侧重复动作。一组动作重复 8 ~ 10 次。

Part 7

产后恢复子宫，重塑健康抗衰老

女人的青春容貌、曼妙身姿和红润肌肤都与子宫、卵巢息息相关。可以说，健康的子宫和卵巢会滋养女人一生，让女人保持年轻活力。

一定要重点看

子宫恢复主要包括三个方面

子宫体的恢复

在胎盘排出之后，子宫会立即收缩，在腹部用手可以摸到一个很硬并呈球形的子宫体，它的最高处和肚脐齐平。之后，子宫会进一步收缩，将血块不断挤压排出，子宫高度会每天下降 1 ~ 2 厘米，在产后 10 ~ 14 天内，子宫变小降入盆腔内。这时，在腹部就摸不到子宫底了。

子宫颈的恢复

分娩刚刚结束时，因充血、水肿，子宫颈会变得非常柔软，子宫颈壁也很薄，且多褶皱，7 ~ 10 天之后才会恢复到原来的形状，同时子宫颈内口会关闭。一直到产后 4 周左右，子宫颈才会恢复到正常大小。

子宫内膜的恢复

分娩后，胎盘和胎膜与子宫壁分离，由母体排出体外。之后，子宫内膜的基底层会再长出一层新的子宫内膜。产后 10 天左右，除了胎盘附着面外，其他部分的子宫腔会全部被新生的内膜所覆盖。

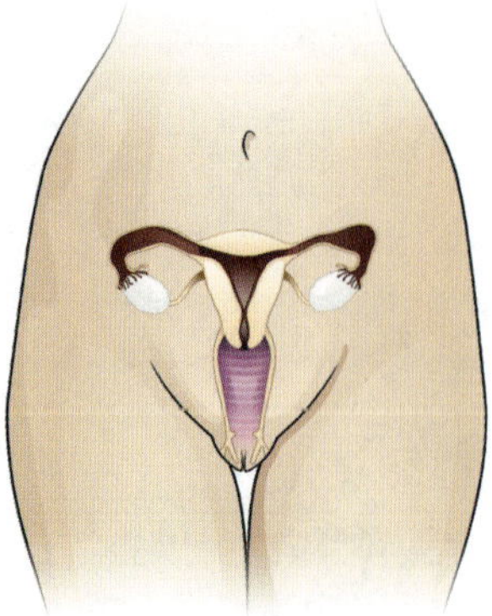

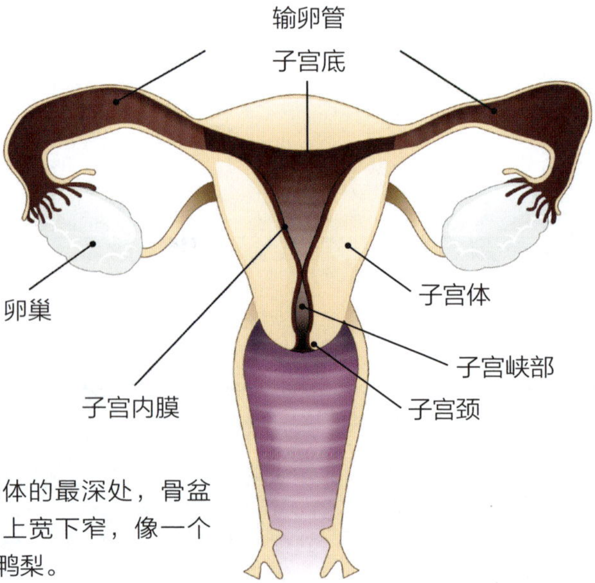

子宫在身体的最深处，骨盆的中央，上宽下窄，像一个倒着放的鸭梨。

产后子宫恢复的好时机

生产结束，子宫需要 6 ~ 8 周来恢复

女性的子宫是一个非常强大而有韧性的器官，它从 50 克重、7 厘米长的小小个体，为了孕育新生命，而变成了重 1000 克、长 35 厘米的“庞然大物”。

但同时子宫也很脆弱，分娩后，它的体积立即变小了很多，要恢复成原本的面目，它需要至少 6 ~ 8 周的时间。

对于产后妈妈们来说，只有让子宫恢复到最初良好的状态，她们以后的身体才能真正健康无忧。

抓住产后 8 ~ 14 天促进子宫恢复

产后 10 ~ 14 天，子宫基本缩回盆腔；产后 7 ~ 10 天宫颈内口关闭，开始内部修复；产后 10 天左右，子宫腔基本被新生的内膜所覆盖。所以，这一时段也就成了帮助怀孕期间承受了巨大压力的子宫恢复的最佳时机。

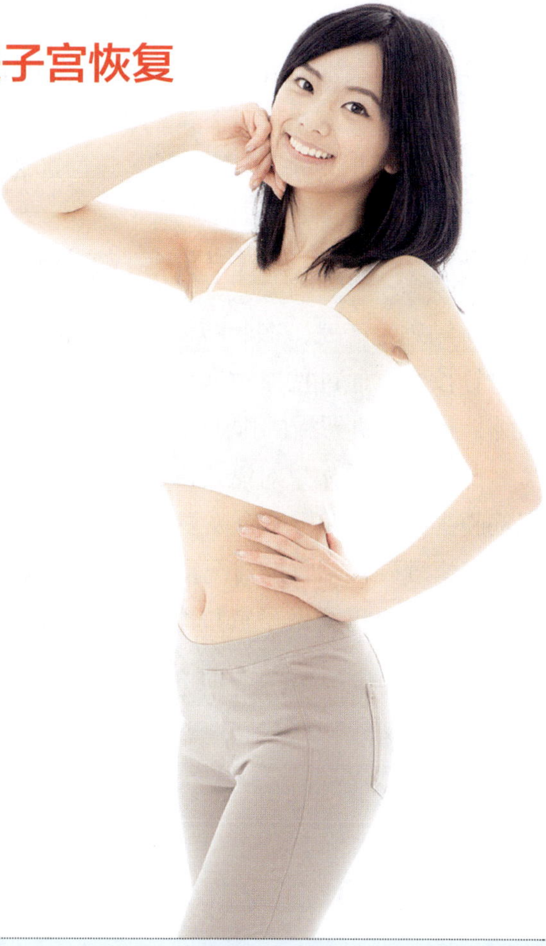

子宫恢复也“偷懒”

正常来说，子宫恢复需要 6 ~ 8 周的时间，这需要妈妈们精心照料。一旦妈妈产后对子宫照顾不周，子宫的恢复也可能会有“偷懒”现象，从而出现子宫收缩不良、迟迟不恢复、褐色出血持续不断等复旧不良状况。

当然，子宫恢复不好，并非它有意“偷懒”，实际是遭遇一些难对付的“宿敌”，如胎盘或胎膜残留于子宫腔内、子宫蜕膜脱落不全、合并子宫内膜炎或盆腔炎症、子宫过度后屈、合并子宫肌壁间肌瘤等，让它有些招架不住。

因此，妈妈产后一定要重视子宫的恢复，并精心照料，千万不可大意。

母乳喂养也是促进子宫恢复的好办法

子宫若想恢复到产前的大小，就需要更加有力的收缩，这种宫缩在哺乳时会尤其明显，因此，产后坚持母乳喂养也是促进子宫恢复的好办法。

这是因为女性的乳头和乳晕上有着丰富的感觉神经末梢，宝宝的吸吮通过刺激这些感觉神经末梢传入脑部的垂体后叶，促进催产素的合成并释放至血液中，从而反过来促进子宫肌肉的收缩，进而加速子宫的恢复。

产后 24 小时内做子宫按摩加速收缩

新妈妈生产完，在肚脐周围可以触摸到圆形的子宫，可以在小腹部轻轻地做顺时针按摩，通过按摩对穴位的刺激，间接增强子宫肌肉的兴奋性，不仅可促进宫缩，也会促进恶露的排出。

此外，产后如果对骶尾部（尾椎）进行按摩，也可促进盆腔肌肉的收缩，增强筋膜张力，有助于子宫恢复。

子宫变硬表示收缩情况良好，所以，顺产的产妇在产后 24 小时内应随时按摩。剖宫产妈妈也需要做子宫按摩，但由于腹部有手术创口，按摩需要专业护理人员帮忙。

摄入必需脂肪酸帮助子宫收缩

必需脂肪酸对产后新妈妈特别重要，它可以帮助身体调节激素、减少炎症的发生，促进子宫收缩，帮助子宫恢复到原来大小。

$\omega-3$ 脂肪酸是典型的必需脂肪酸，海鱼中含量丰富，如带鱼、黄鱼、鳕鱼等，因此建议每周吃 2 次海鱼，可以保证身体所需的 $\omega-3$ 脂肪酸的量。但要注意，妈妈伤口愈合不全或不良时，不宜过早吃海鱼。

此外，香油也是必需脂肪酸的食物来源，还具有润肠通便、催乳的效果，所以特别适合产后新妈妈食用。

老祖宗留下的修复子宫的鹿胎膏

鹿胎膏具有补气养血、温经散寒、通络等功能，能很好地修复受损子宫，增强免疫力，促进女性激素正常分泌，帮助产后身体恢复。另外，它还经常用来治疗妇科病，如女性内分泌失调、月经不调、气血不足、宫寒不孕、虚寒崩漏等，都可以食用鹿胎膏辅助调理。孕妇、月经过多者、感冒发热者不宜服用，过敏性体质者慎用。

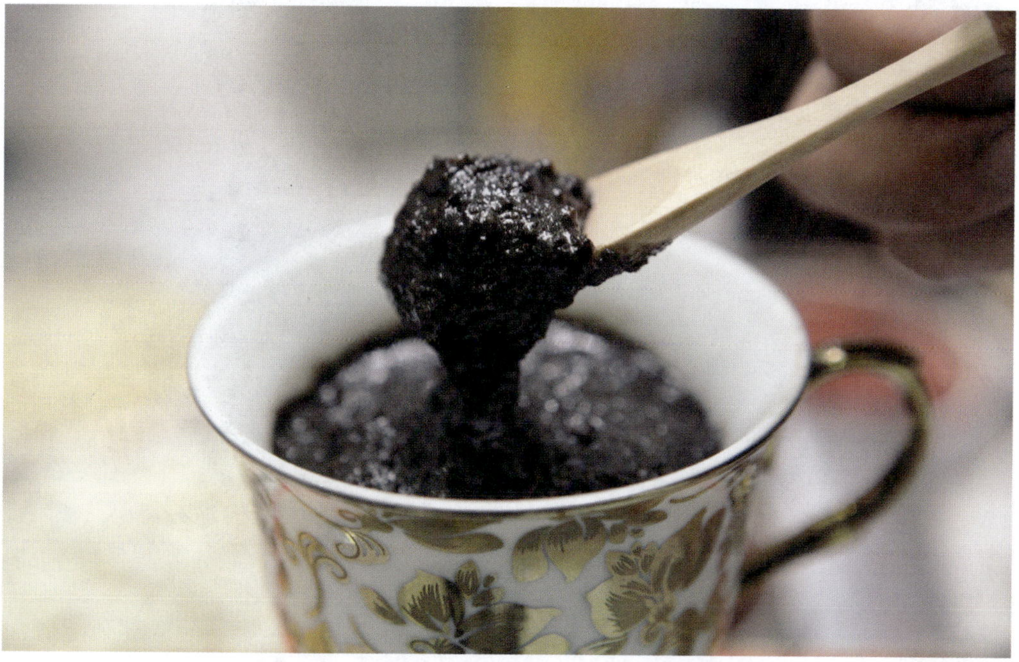

鹿胎性温，味甘、咸，是补精血、益肾阳、滋补调养、延缓衰老的佳品。

简单易做的子宫恢复操

产后 4 ～ 6 周是内脏恢复到孕前状态的好时机，做做简单的子宫恢复操有助于促进新陈代谢，改善盆腔血液循环，增加腹肌力量，帮助子宫和骨盆腔的收缩，进而纠正子宫位置。

第 1 组

1 站立，双脚分开与肩同宽。呼气，屈膝下蹲，背部挺直，双臂上抬与肩同高（双臂前伸或侧平举皆可）。

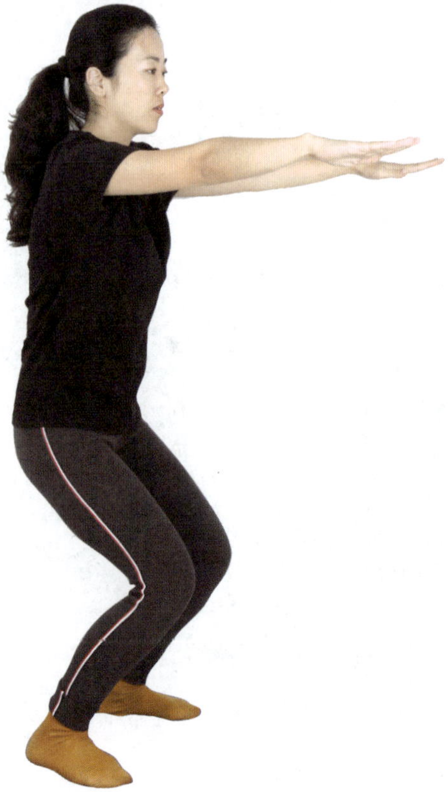

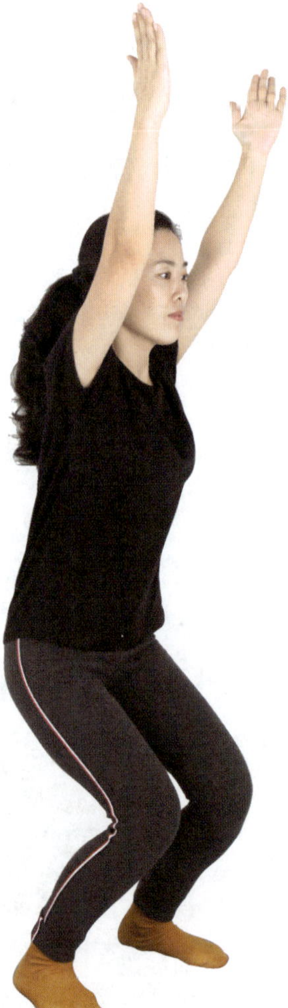

2 吸气，双臂继续上抬至耳朵两侧，保持 10 ～ 15 秒，恢复站立姿势。

第 2 组

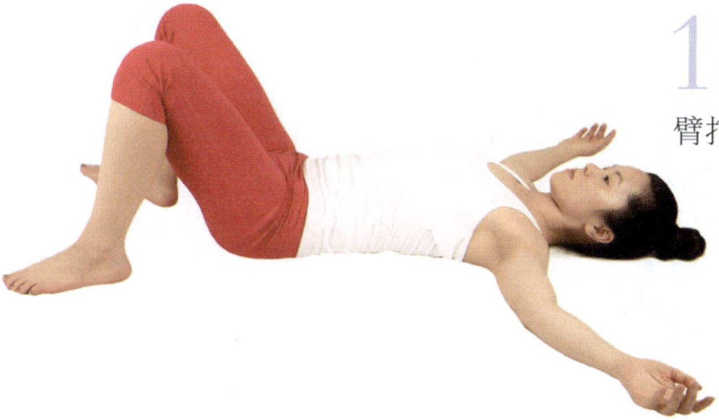

1 仰卧，双腿分开略比肩宽，双脚踩在瑜伽垫或床上，双臂打开水平伸展。

2 呼气，同时双膝向左扭转，头扭向右侧，吸气同时还原。

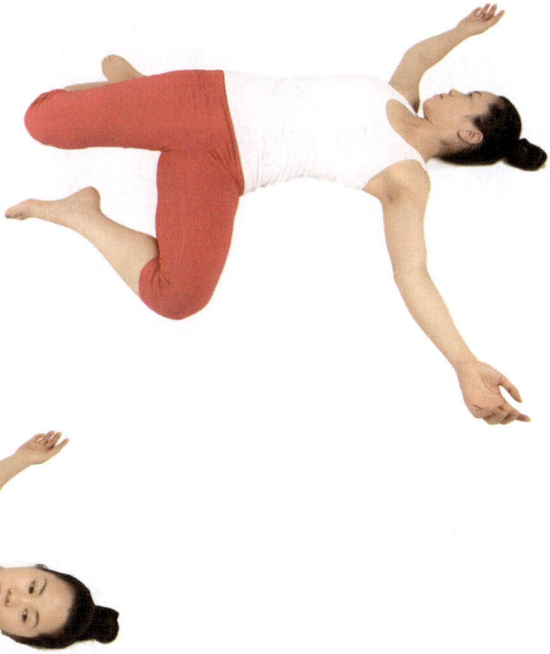

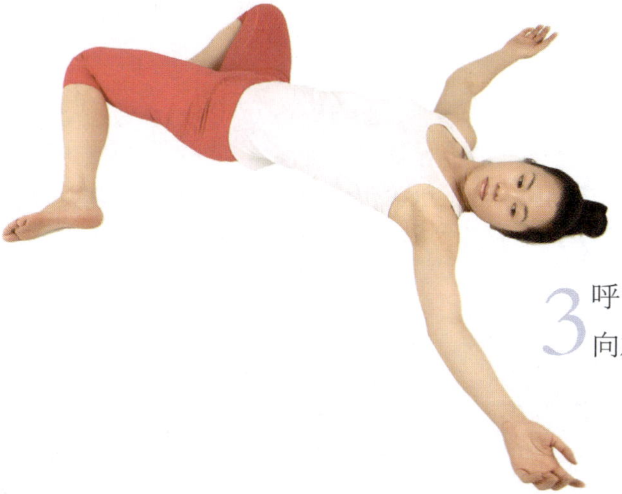

3 呼气，同时双膝向右扭转，头扭向左侧，吸气同时还原。

别让寒凉影响产后子宫恢复

中医有“寒则凝”的说法，也就是说，气血受到寒气的侵袭，就会出现气血凝滞，导致整个人体的气血运行不畅。这样就会引起内分泌失调，导致“宫寒”，严重影响产后子宫的恢复。

营养不足或过剩都会使体内生寒

缺铁

铁摄入不足易导致贫血，体内血量不足或血红素、红细胞偏低，会出现体寒。所以，要改善缺铁造成的体寒，饮食中应适当增加富含铁质的食物，如动物血、动物肝脏、牛肉、羊肉，补铁祛寒效果较好。

缺维生素 E

维生素E可以扩张末梢血管，促进血液循环，改善手脚冰凉怕寒的状况。改善维生素E缺乏造成的体寒，可以适当食用一些坚果，不仅含有丰富的维生素E，还富含油脂，给身体增加热量。

缺碘

碘可合成甲状腺激素，一旦体内甲状腺激素不足，则热量的生成会受阻，易形成体寒。要改善甲状腺素不足造成的体寒，可适当增加海带、紫菜、海鱼等含碘食物的摄入。

脂肪过剩

进食过多，或摄入脂肪过多，会增加心、肺等器官的负担，使心肺功能减弱，血液循环受阻，不能满足末梢血管神经的需求。此外，身体的脂肪过多时，蛋白质、钙、铁等营养素的吸收也会受到妨碍，可能造成营养不足，进而也易导致体寒。

蛋白质缺乏

蛋白质缺乏会让身体热量不足，导致宫寒。

不注重日常保暖寒气也会找上你

低腰裤、露脐装，寒气入腰腹

有的妈妈产后身材保持得很好，喜欢穿低腰裤、露脐装，忽略了腰部、肚脐的保暖会造成腰腹部受寒,久而久之，寒气会逐渐积聚于小腹，引发泌尿、生殖系统的疾病，让产后恢复大打折扣。

低腰裤不仅使肚脐曝露在外，腰部也同样裸露在外，导致肾气受损。肾脏位于腰部，因此一旦腰部受寒就会使肾气受损，人就会畏寒、无力，并出现食欲缺乏、倦怠等症状。

腰部受寒还可能引发腰椎间盘突出。腰部受寒时，寒冷的刺激会引起腰部小血管的收缩，并使肌肉痉挛。此时腰部周围的脊椎便会受到拉扯，导致腰椎间盘内的压力增加、造成椎间盘突出等不适。

空调制冷易受寒

空调是现代夏季避暑的主要手段，但是也增加了寒气侵袭身体的机会。夏季衣着本来就清凉，肩颈、手臂、腿脚等身体部位裸露更多，长期曝露在空调制冷的环境中，寒气很容易直接侵入人体，进而出现病症。

对于已经回到工作岗位的职场新妈妈，如果长期待在空调房中，可以多穿一件薄衫、多加一条小披肩。在办公室午睡时，更要注意保暖，避免受寒。最好别一直待在空调房，中午去室外走走，晒一会儿太阳，以散发寒气。

洗澡后的不良习惯让身体受寒

洗澡时水温偏凉，洗澡后直接吹电风扇，洗澡后直接进入空调房，洗头后湿着头发直接睡觉……这些看似不值一提的小事儿，但如果经常不注意就极易受寒。因此，洗完澡后要擦干、吹干全身和头发，注意保暖。

常搓脚心驱走宫寒

中医认为，脚是人的第二心脏，搓脚心能刺激脚上的大部分穴位，有助于驱走寒气，令身体暖和。现代医学也有研究表明，经常刺激脚心，能调节植物神经和内分泌功能，促进血液循环，消除疲劳，改善睡眠。每晚温水泡脚后，先把左脚背放平，用右脚心搓左脚背 100 次，然后把右脚背放平，用左脚心搓右脚背 100 次，以搓热为度。

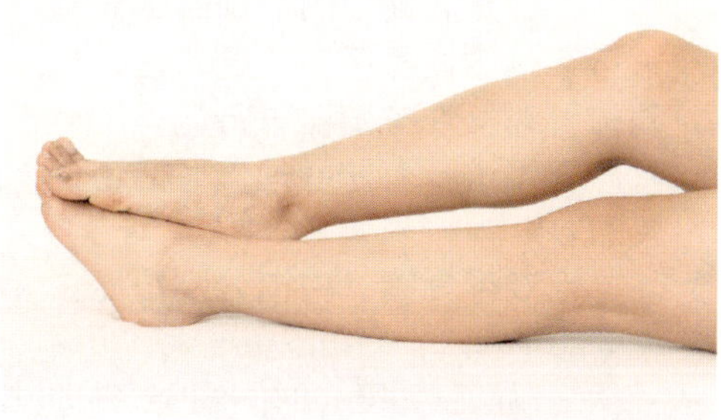

搓脚心100次并不用连续不断地一次完成，感觉疲惫时可以中途休息几秒后再继续。

灸灸子宫穴，暖宫不得妇科病

宫寒会让女性发胖、月经异常、下腹寒冷，只有使子宫变得温暖，才不会被各种妇科病缠上。调理子宫寒冷，最好的办法是艾灸子宫穴。

艾炷隔姜灸子宫穴

选择新鲜的老姜，切成 0.3 厘米厚的薄片，并用针在姜上扎几个小孔。把姜放在子宫穴上，将艾炷放置姜上，点燃艾炷，每次灸 15 分钟，每日 1 次。

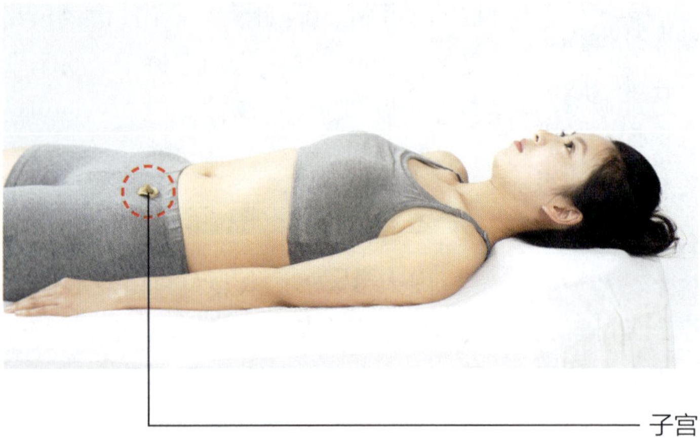

在下腹部，脐中直下4寸，前正中线旁开3寸，左右各一穴。

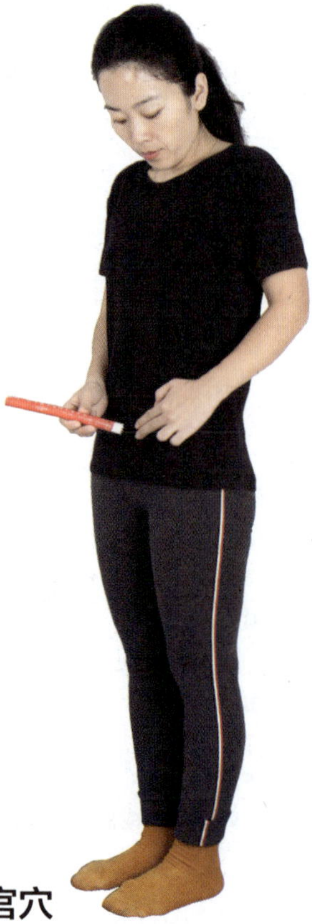

宝石妈经验谈

在做产后恢复的护理时，体验过用手刺激按揉子宫穴的方法，是直接针对女性生殖器进行调理的一种暖宫手法，有祛寒理气、活血化瘀的效果。

用双手食指、中指分别按压住两旁的子宫穴，用力不要过大，缓缓点揉，以酸胀为度，时间约5分钟即可，以腹腔内有热感为佳。

温和灸子宫穴

取仰卧位。点燃艾条，对准子宫穴，距离皮肤 1.5 ～ 3 厘米处，温和施灸，每次灸 15 ～ 20 分钟。

养护子宫的黄金食谱

缓解宫寒、滋阴补血、促进乳汁分泌

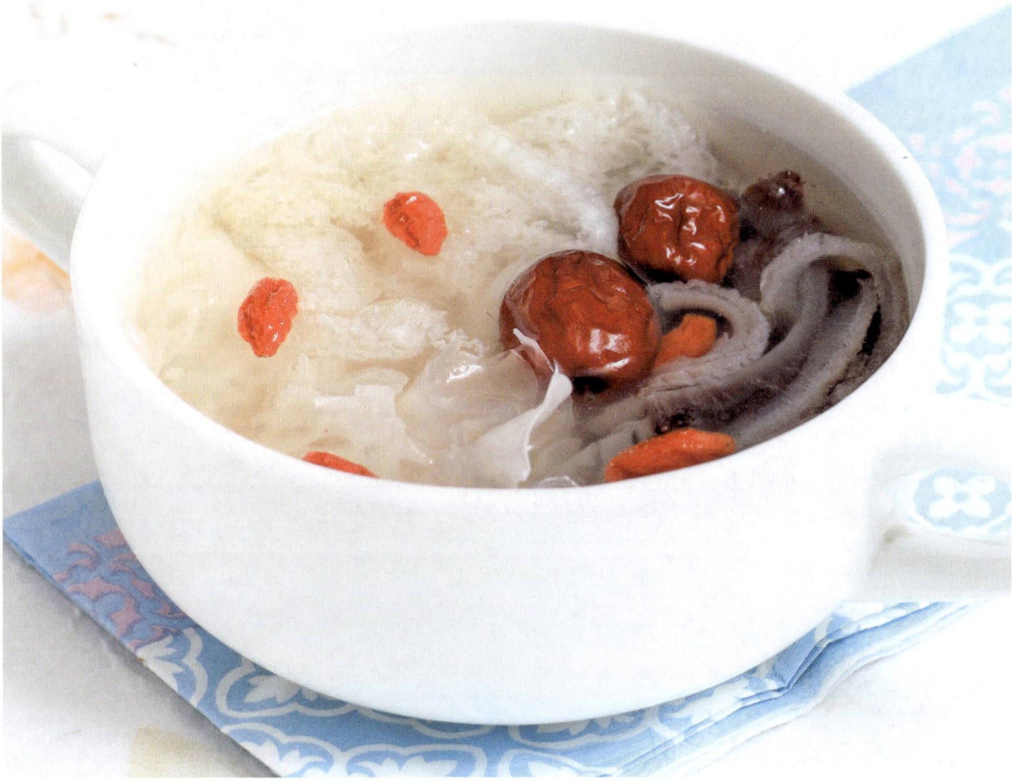

海参竹荪汤

材料 海参 50 克，红枣 20 克，干银耳、竹荪、枸杞子各 10 克。

调料 盐适量。

做法

1. 海参、竹荪入清水中泡发洗净，切丝；红枣去核，洗净，浸泡；银耳泡发，去蒂，洗净，撕成小朵。
2. 锅中倒入适量清水，放入银耳、海参丝、红枣，大火煮沸后改小火煮约 20 分钟，加入枸杞子、竹荪丝煮约 5 分钟，加盐调味即可。

功效

海参属于温补食材，而且铁元素的含量丰富，女性常喝此汤能滋阴补血、温暖子宫，海参中含有的硫酸软骨素还有养颜美容、延缓衰老的功效。

红枣燕麦黑豆浆

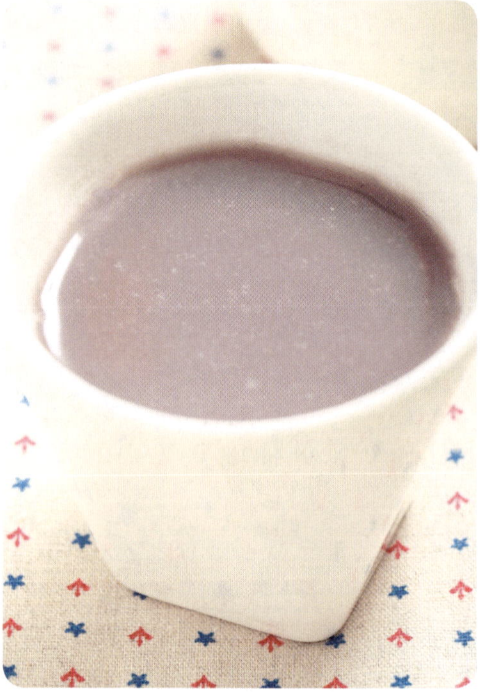

材料 黑豆 50 克，红枣 30 克，燕麦片 20 克。

调料 冰糖适量。

做法

1. 黑豆用清水浸泡 8 ~ 12 小时，洗净；燕麦片淘洗干净；红枣洗净，去核，切碎。
2. 将上述食材一同倒入全自动豆浆机中，加水至上下水位线之间，按下"豆浆"键，煮至豆浆机提示豆浆做好，过滤后依个人口味加适量冰糖调味即可。

功效

此款豆浆补肾、养卵巢、补血，可从多方面养护子宫健康。

生姜茶

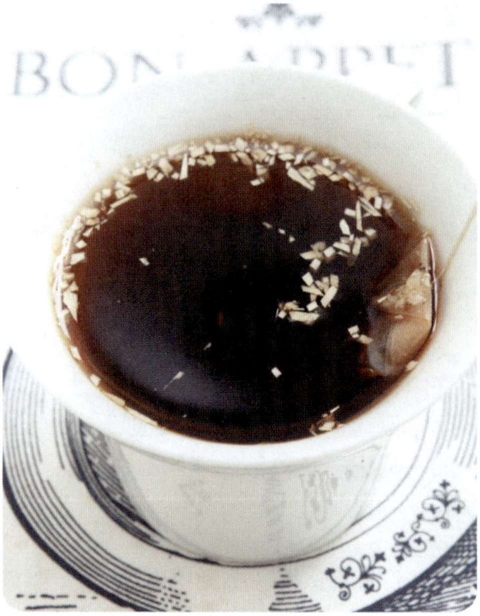

材料 新鲜生姜（带皮）10 克，红茶包 1 包。

调料 红糖适量。

做法

1. 将水煮沸并温烫过茶杯；带皮生姜洗净，切成末或者磨成姜泥。
2. 用 250 克的热水冲泡茶包，静置约 3 分钟后取出茶包，放入姜末，加少许红糖搅拌均匀即可。

功效

每日午餐或晚餐后喝一杯生姜茶，能帮助化解体内寒气，长期坚持饮用对调理宫寒十分有益。

预防骨质疏松

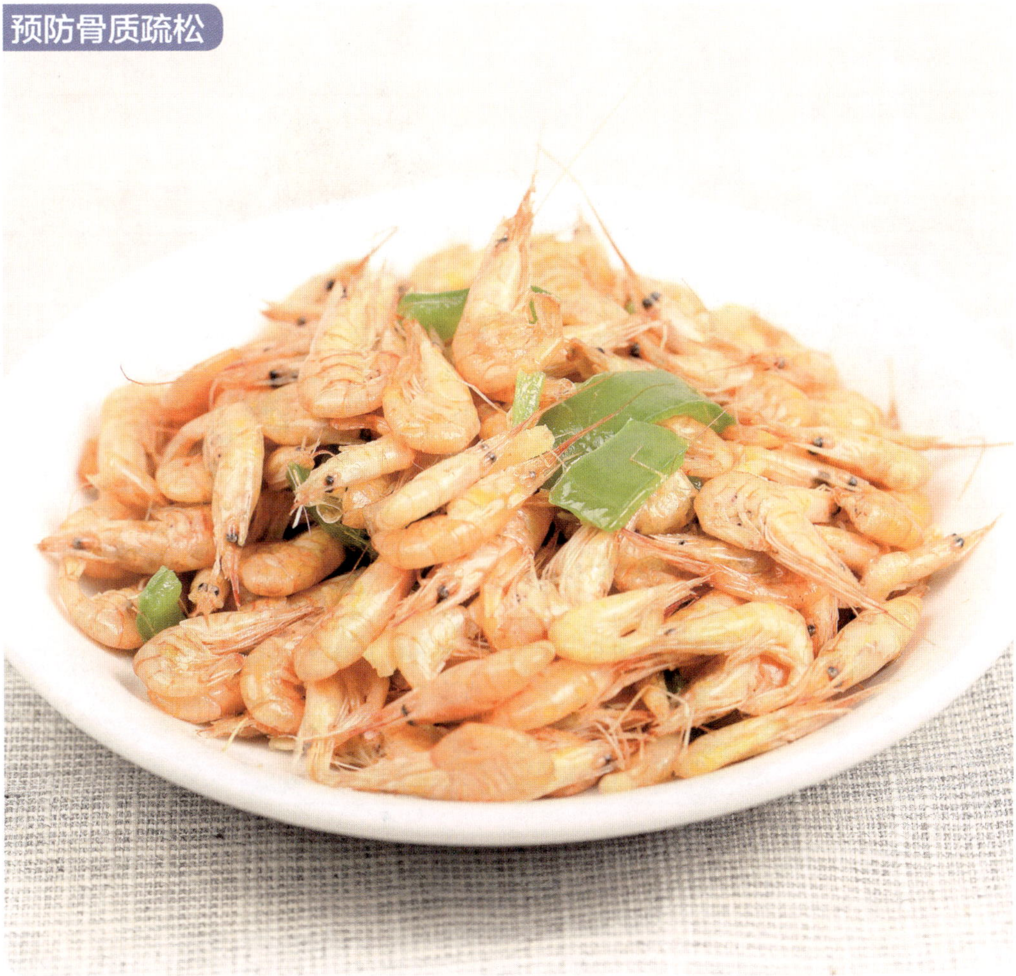

清炒淡水虾

材料 淡水虾 250 克，青椒 20 克。

调料 葱丝、姜丝、盐各适量。

做法

1. 淡水虾用自来水冲洗干净，控干水分备用；青椒洗净切丁。
2. 油烧热后爆香葱丝、姜丝，倒入虾和青椒丁，迅速翻炒至变色，加盐调味，继续翻炒至虾熟即可。

功效

中医认为，虾有温肾补阳、通乳益气的功效。虾富含钙、优质蛋白质等，可帮助产后子宫恢复，并有预防骨质疏松的作用。

玫瑰花茶

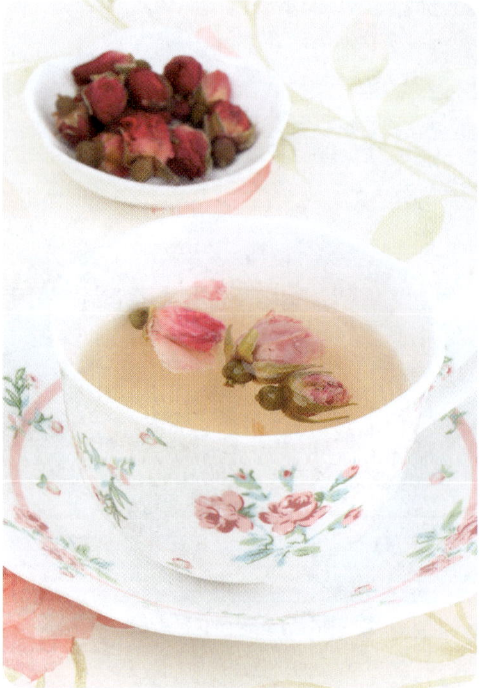

材料 玫瑰花5朵。

调料 蜂蜜适量。

做法

1. 将玫瑰花放入杯中，冲入沸水，盖上盖子闷泡约5分钟。
2. 待茶水温热时，调入蜂蜜即可饮用。

功效

中医认为，玫瑰花有明显的理气解郁、活血散瘀作用，还有助于产后子宫恢复。

莲子桂圆红枣羹

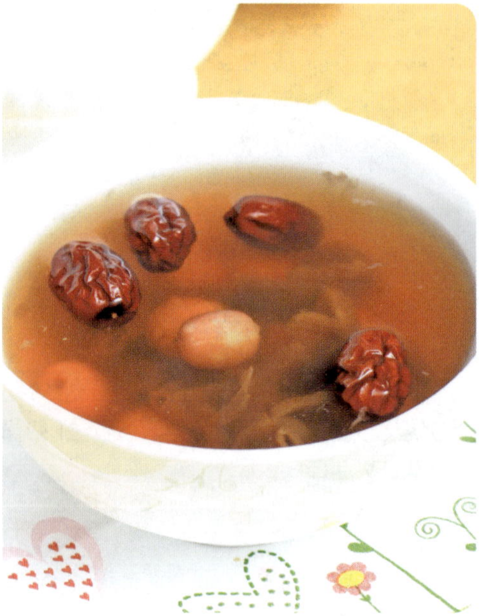

材料 莲子50克，桂圆肉、红枣各30克。

调料 冰糖5克。

做法

1. 莲子洗净，浸泡，去心；桂圆肉洗净；红枣洗净，去核。
2. 莲子、桂圆肉、红枣一同放入砂锅内，加适量水烧开，小火炖至莲子熟烂，加冰糖煮至化开即可。

功效

莲子、桂圆、红枣三者搭配，补五脏、通气血，还能改善皮肤干燥和粗糙，美容养颜。

调养子宫的穴位按摩

合谷穴：活血祛瘀

以一手的拇指指关节横纹放在另一手拇、食指之间的指蹼缘上，拇指指尖下即是该穴。

用左手的大拇指和食指上下揉动右手的合谷穴 200 下，再用右手的大拇指和食指上下揉动左手的合谷穴 200 下。可以活血祛瘀、调养子宫、预防子宫病变。

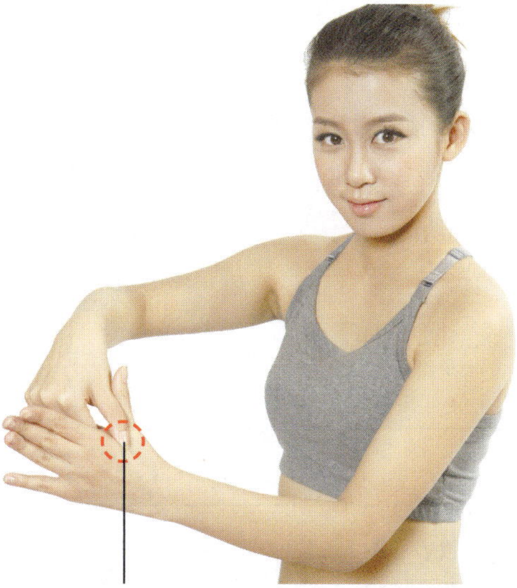

合谷穴在手背第一、二掌骨间，当第二掌骨桡侧的中点处。

天枢穴：暖宫又瘦身

拇指与小指弯曲，中间三指并拢，食指指腹贴在肚脐中心，无名指所在的位置即是该穴。

用大拇指逆时针按揉 1 分钟。可以滋养子宫，帮助产后瘦身，消除腹部脂肪。

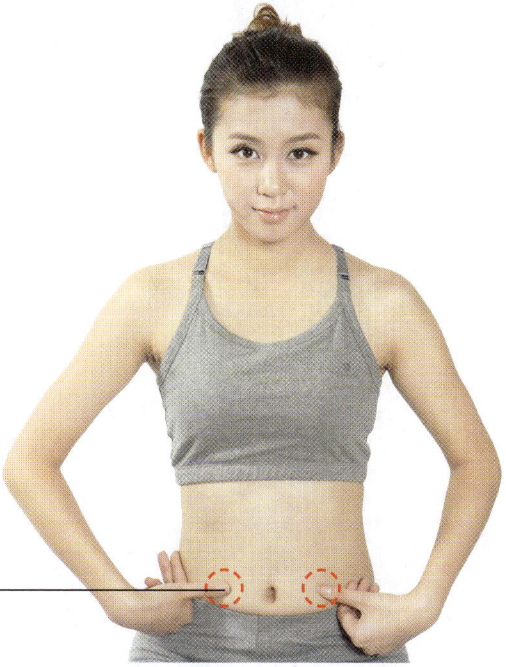

天枢穴在脐中旁开2 寸。

关元穴：恢复子宫活力

除拇指外，四指并拢横放在肚脐下方，肚脐下正中线与小指交叉的地方即是该穴。

以关元穴为圆心，手掌逆时针及顺时针方向摩动 3 ~ 5 分钟，然后随呼吸按压关元穴 3 分钟。可调节内分泌及子宫、卵巢的功能，有助于恢复子宫活力。

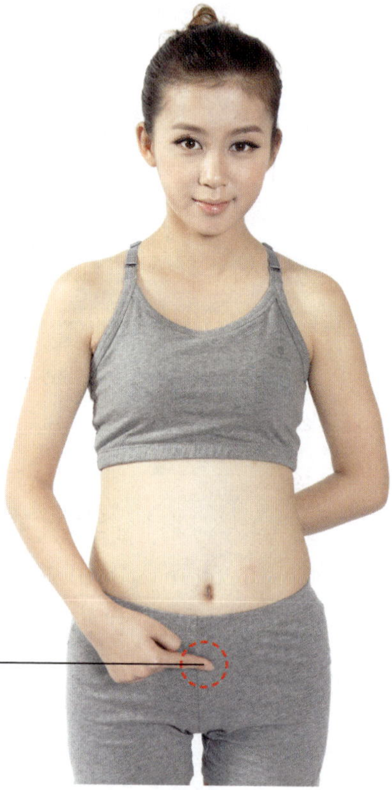

关元

关元穴在前正中线上，脐下3 寸。

气海穴：温中回阳暖全身

连接肚脐和耻骨画一条直线，分成 10 等份，距肚脐 3/10 位置处即是该穴。

用拇指或食指指腹按压气海穴 3 ~ 5 分钟，力度适中。气海又叫“丹田”，是元气汇集的穴位，可温中回阳，有“气海一穴暖全身”的说法，对维持生殖系统功能很重要，按摩此穴可以辅治子宫出血等。

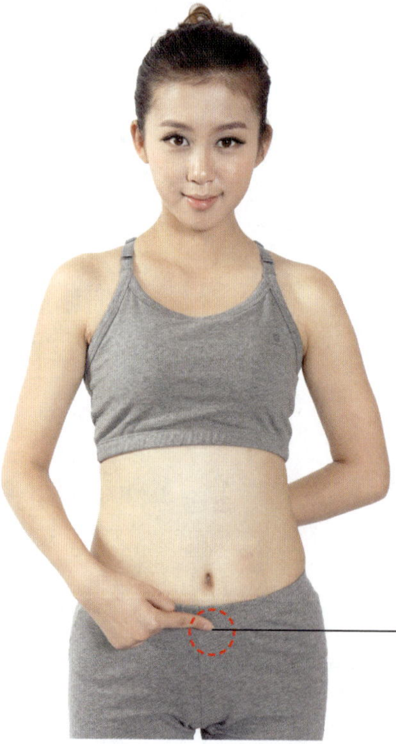

气海

气海穴在前正中线上，脐下1.5 寸处。

猫咪式小运动，锻炼宫缩力，促进子宫恢复

猫咪伸懒腰式

跪姿，双膝自然分开略比肩宽。吸气，脊椎向上拱起一个弧度，保持 30 秒；呼气，头颈抬起，臀部翘起，感受到脊椎的自然拉伸，保持 30 秒。一呼一吸为一组，可以连续做 5 ~ 8 组。要注意，做动作时不要向前移动身体。

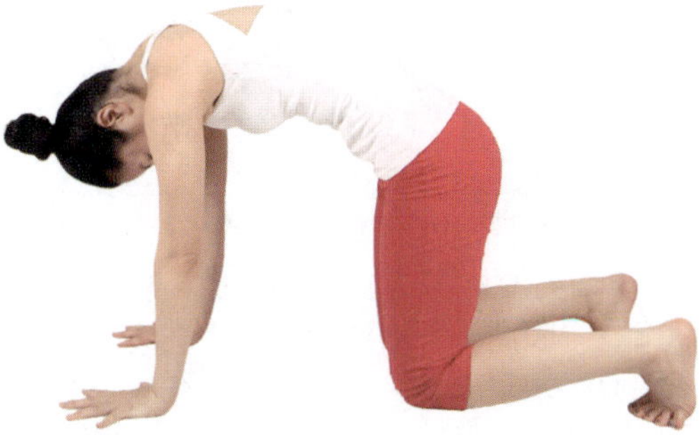

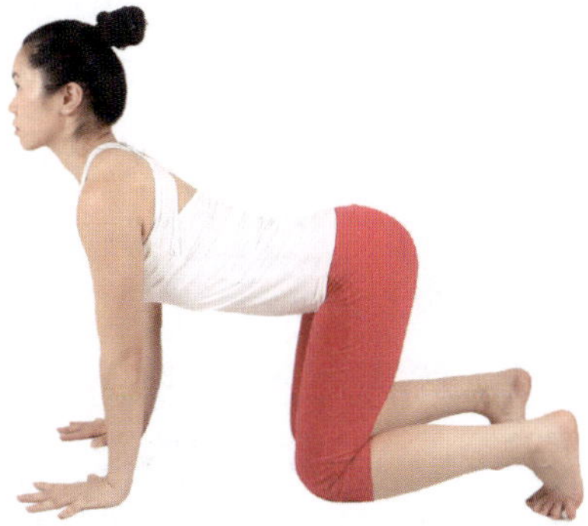

猫咪爬行式

跪姿，双膝自然分开略比肩宽，然后想象猫咪向前爬行。吸气，左手向前伸，做出爬行的姿势，右腿抬起向后向上伸展，保持 5 秒；呼气，换左腿重复同样的动作。左右交替为一组，可以连续做 5 ~ 8 组。要注意，腿抬起后可以平直向后伸，也可以抬起向上向后伸展。

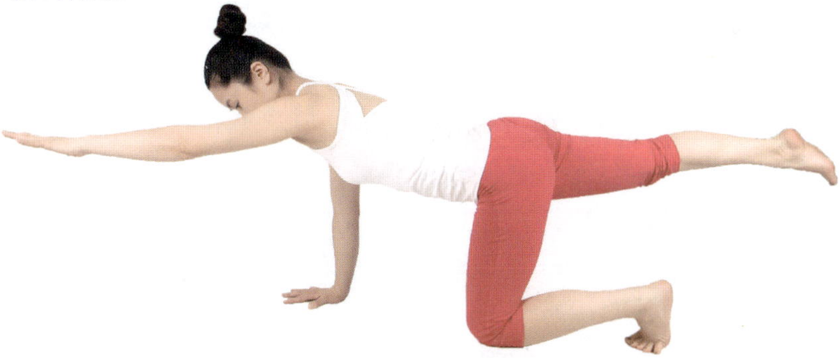

一定要重点看

警惕产后感染和子宫内膜炎

子宫内膜炎，从名字上不难看出病症所在，就是子宫内膜有了炎症，是由于细菌沿着阴道、宫颈上行或者沿着输卵管下行经淋巴系统达到子宫内膜而引起的。如果不能得到很好的治疗，时间长了会影响子宫肌层诱发子宫肌炎，甚至子宫周围组织发生感染。

通常情况下，女性阴道的酸性环境、宫颈的黏液栓，都是抵御细菌侵入的天然屏障。但是月经、分娩、流产等会削弱这种屏障功能，如果此时再不注意个人卫生和子宫的养护，就很容易导致子宫内膜炎。

产后感染是造成子宫内膜炎最常见的原因，也是最严重的类型。只有在产前进行全面的妇科检查，才能及时发现妇科急、慢性炎症，以便进行及时有效的治疗，防止产后细菌上行感染。

产后子宫腔内胎盘剥离的伤口、子宫颈口的开放、阴道会阴的裂伤等，为细菌侵入及繁殖创造了有利条件。因此，产后一定要注意会阴部清洁，每天要用温水清洗 2 次，大便后也应擦洗；勤换卫生巾和内裤；产后 42 天内不洗盆浴、避免性交，以免发生月子病。

马大夫温馨提醒

女性要慎用阴道洗液

女性的阴道黏膜褶皱中、阴道穹窿和宫颈处，存在着阴道微生物菌群，其中最重要的是乳酸杆菌，其功能主要是保护阴道不受外来菌的侵袭，是阴道的“健康卫士”。如果经常使用阴道洗液冲洗阴道，会破坏阴道内的微生态环境，乳酸杆菌就会变少。

由于阴道正常菌群具有自洁功能，所以一般情况下不要轻易使用洗液冲洗阴道。如果出于治疗的目的，在医生指导下选用治疗冲洗剂是必要的，但也不能长期使用。

子宫恢复也别忘了呵护卵巢

卵巢维持女性好肌肤和好身材

卵巢分泌的雌激素能让产后新妈妈的肌肤细嫩光滑。如果卵巢分泌的雌激素不够，肌肤就会出现干燥、色斑、毛孔粗大等症状。

卵巢分泌的雌激素对脂质代谢有一定的影响，可以帮助产后新妈妈塑造形体。女性身体中有一个控制内分泌的平衡轴，即“下丘脑－垂体－卵巢”，如果其中的卵巢出现问题，导致内分泌障碍，脂质代谢就会受到影响，使脂肪堆积在腰腹部、大腿，让身材走样。因此，日常可以通过饮食加运动呵护卵巢，保持身体年轻态。

7 种黄金食材，吃出卵巢的健康和美丽

玉米

玉米中含有谷胱甘肽，在微量元素硒的作用下，会生成谷胱甘肽氧化酶，能够延缓卵巢衰退。

花生

花生衣可止血，能够防止产后出血所致的卵巢功能衰退，对因出血引起的贫血也有良好的辅治作用。

低脂肉

禽畜肉、鱼肉含有丰富的优质蛋白质，对女性的卵巢有着天然的保护作用。建议选择鱼肉、去皮鸡肉、瘦畜肉等低脂肉类。

猕猴桃

猕猴桃富含维生素C，有助于对抗体内堆积的毒素，防癌抗癌，保持卵巢的健康。

茄子

茄子中的生物碱对抑制肿瘤细胞增殖有帮助，有预防癌症的效果。

海带

海带含碘丰富，碘是人体内合成甲状腺激素的主要材料，可以促进卵巢的生长发育和修复。

黄豆

大豆含有的大豆异黄酮是天然“雌激素”，有助于平衡体内激素，养护卵巢。

半月式瑜伽运动，增强卵巢活力

工具：一块瑜伽砖

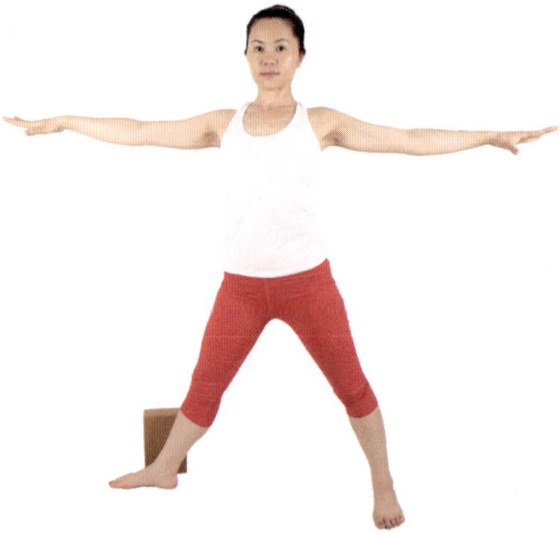

1 双脚较大幅度分开，站立，双臂伸直侧平举。

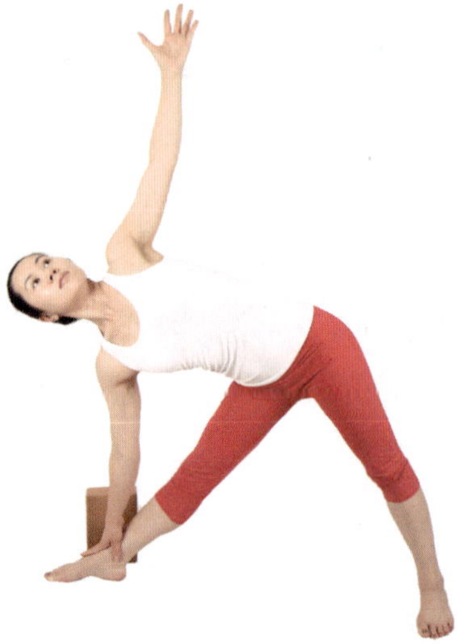

2 呼气，身体向右侧拉伸，右手放在脚踝处。如果触不到脚踝，可以放在小腿处。

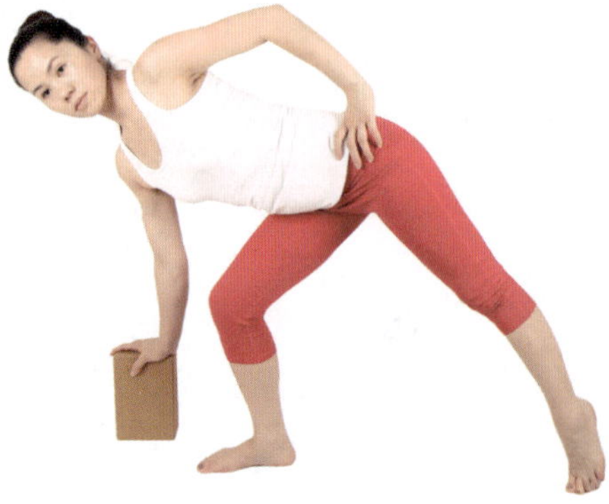

3 吸气，屈右膝，左脚跟进一步，左手叉腰，右手放在竖放的瑜伽砖上。

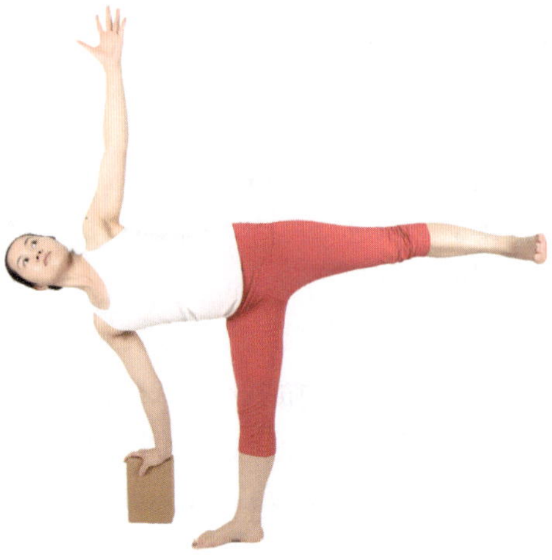

4 呼气，右手支撑在瑜伽砖上，左腿抬起与身体保持水平，左臂向上伸直。

Part 8

产后复位骨盆瘦腰腹，重塑个人气质

如果骨盆出现扩张不当或者歪斜，将使内脏功能下降、血液循环变差，容易造成下半身脂肪堆积。所以，通过收紧、矫正骨盆可帮助产后妈妈纤体瘦身。

骨盆走样，
破坏好身材，也是疾病诱因

产后妈妈骨盆出现松弛、张开、歪斜，是破坏身体的整体曲线、影响身材美的罪魁祸首。因为产后子宫和下垂的内脏掉入张开的骨盆内，易导致下腹部凸出，出现臀部和腰腹部及下半身的肥胖。同时，骨盆走样也会引起臀部下垂，脂肪在下垂的臀部堆积，久而久之，就形成了大屁股。

骨盆走样不仅破坏身材，也易引起下面一系列问题：尿道、肛门、阴道得不到收紧；出现阴道松弛、产后腰痛、臀部疼痛、便秘、漏尿等；出现耻骨联合分离、耻骨疼痛（特别是初产妇）等，严重者甚至无法行走；还可能会出现经常复发的腰痛、肩酸、步行困难，内脏和子宫下垂、子宫脱位等。

此外，严重的骨盆松弛还容易引起产后大出血。因为骨盆一旦松弛，就会发生错位，骶骨的边缘会陷入骨盆的内侧，划破子宫颈口，如果子宫动脉一起被划伤，就会引起大出血。

自检一下，你的骨盆倾斜了吗？

1. 站立时，身体前倾，出现腰痛。
2. 坐在椅子上不自觉地把腿盘起。
3. 走路时，膝盖外屈，容易绊倒。
4. 伴有疲惫、失眠、食欲不振等症状。
5. 对镜观察自己的腰部以下，两边是否有不对称的情形，比如大腿关节是否突出，双脚是过于内八还是外八，两边臀部是否不一样大。
6. 用手摸摸自己的腰部后下方，是不是过于厚硬，两边腰部肌肉是否一前一后或一高一低。
7. 测量膝盖到地板的距离，右侧高于左侧时，就表示右侧骨盆朝右上歪斜，反之则朝左上歪斜。

不能忽视产后的腰腹肥胖

孕期随着宝宝在妈妈肚子里一天天长大，妈妈的肚皮逐渐胀大，腹部肌肉被撑开，宝宝出生后被过度拉伸的肌肉需要慢慢恢复弹性，在此期间要注重饮食和运动的调理，避免过多脂肪囤积腹部。

而且由于女性的生理特点，脂肪很容易囤积在腹部。腹部脂肪的囤积并不像表面上看的那样似乎只是多了几圈肉，其实脂肪同样会囤积在支撑肝脏、胰脏、小肠等器官的肠间膜及血管周围，属于内脏型肥胖。

内脏型肥胖会让内脏功能受到阻碍，调节血糖的胰岛素功能会减退，造成糖和脂肪不能顺利代谢。因此，容易导致糖尿病、高血压、心肌梗死等疾病的发生。所以，不能忽视产后瘦腰腹，如果不能控制体重减掉大肚腩，将会威胁健康。

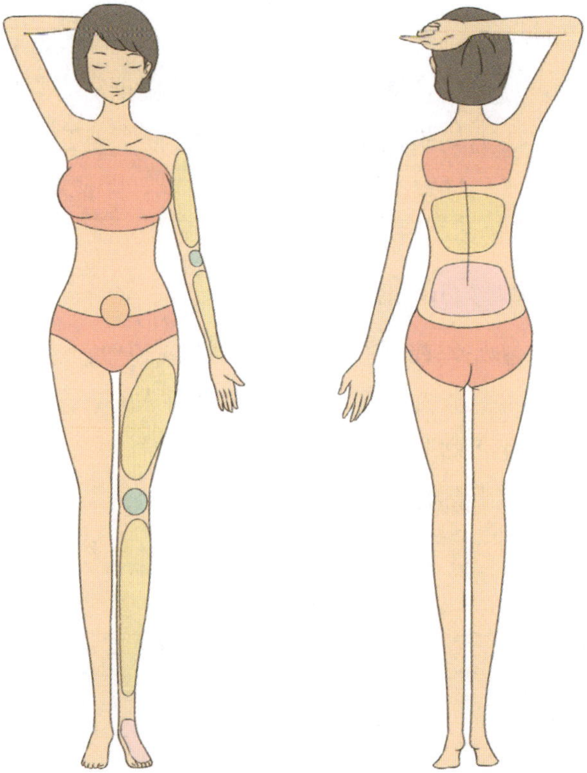

不仅是腰腹部，上臂、大腿、背部、臀部都是产后妈妈最容易囤积脂肪的部位，产后运动有助于消除这些部位的脂肪。

抓住矫正骨盆好时机

骨盆底修复的最佳时机

在分娩结束后，骨盆底肌肉并不会立刻恢复到孕前的状态，骨盆底肌、子宫和膀胱会持续下垂一段时间。一般来说，骨盆底肌、子宫、宫颈、内膜全部都恢复到孕前状态，要到产后 42 天左右，但要恢复到能拎重物的程度应在产后 8 ～ 12 周。

一般认为，妈妈产后骨盆修复的最佳时间是在产后 42 天开始，产后一年内效果最佳。需要注意的是，一旦妈妈出现身体状况不佳、进行伸展运动时感到疼痛，以及睡眠不足或空腹时，要谨慎进行骨盆修复运动。

剖宫产也要进行骨盆修复

有些妈妈认为，自然分娩才会造成骨盆松弛，而剖宫产因为没有骨盆被迫大力张开的过程，所以就不需要进行骨盆修复了。这种观念是错误的。不要以为剖宫产就可以避免盆底肌肉松弛，其实剖宫产同样会面临盆底肌肉功能削弱的问题。

十月怀胎，盆底肌肉在长达 10 个月的时间内一直处于超负荷状态，较高的激素水平也导致盆底肌肉薄弱，所以，即使是剖宫产妈妈也不可忽视骨盆修复。

注重生活细节打造完美骨盆

新妈妈在产后恢复期，最好减少上下楼梯以及走斜坡路的活动。在走路时，还要注意放慢速度，步子不可迈得太大，避免加重耻骨损伤。产后经常做提肛运动，以强化骨盆肌肉。

若产后出现疼痛，则必须卧床休息，并采用骨盆矫正带固定骨盆，以帮助耻骨恢复。

修复骨盆可借助骨盆矫正带

骨盆矫正带，又称骨盆带，是一种利用物理方法矫正骨盆的方法，主要用于产后骨盆的恢复，双菱形骨盆矫正带是现今国际产科医生比较看好的一款，对产后妈妈骨盆快速恢复、保持身材极有帮助。使用骨盆矫正带要坚持，不要三天打鱼，两天晒网。尤其是做产后运动时，最好及时佩戴骨盆带矫正骨盆。新妈妈要注意，每天使用骨盆矫正带的时间不宜过长，一般 8 小时左右即可，夜间睡觉时最好不要使用。

坐时别跷二郎腿，并拢双腿

很多人坐着时喜欢跷起二郎腿，却不知道，骨盆和髋关节在长期受压的情况下易有酸疼感，时间一长，骨盆在不知不觉中就歪斜了，同时还可能出现骨骼病变或肌肉劳损，这一点对于女性的影响尤其大。

对于处于骨盆恢复期的产后妈妈来说，更要注意这一点，尤其是长期坐着的白领妈妈，一定要注意保持正确的坐姿，腰部挺直，膝盖自然弯曲，保持双脚并拢着地，不要跷二郎腿。同时，还要注意伸展背肌，打开双肩，不仅有助于身体的恢复，同时显得更优雅。

不要单手拎重物，背包要换肩背

产后妈妈还要注意一点，不要单手拎过重的物体，单手拎物最好不要超过 5 千克；此外，最好改变单手拎东西的习惯，可以把所买的东西或者要拿的东西分成两份，平分于双手，各拎一份，这样能最大程度保持平衡。

另外还要注意，日常背挎包，尤其是背较大的挎包时，最好不要长期用某一侧的肩膀背，要养成每天换肩背包的好习惯，以免老是用一侧背包，导致背部和盆骨发生歪斜。可以把单肩背挎包换成双肩包。

日常小动作矫正骨盆大作用

坐姿小动作

坐姿，双脚脚掌紧贴相对，双手握住脚尖，将脚跟尽量拉向会阴处，感觉大腿根部在用力。背部挺直，慢慢俯身，尽量让上半身压平在脚上，保持 30 秒。可以锻炼盆底肌的弹性，促进骨盆恢复。

坐姿时还可以这样做，双脚打开，右腿伸直，左腿弯曲让左脚跟尽量靠近会阴部。右手抓住右脚大脚趾，左手向后放在身体腰部，身体慢慢往右边弯曲，达到最大限度后保持 20 秒。然后换腿重复动作，左右交替各重复 5 ～ 10 次即可。

新妈妈一开始做这个动作时，身体弯曲的角度可以小一些，不要强求。可以锻炼骨盆底肌和腰部肌肉的弹性，促进产后恢复。

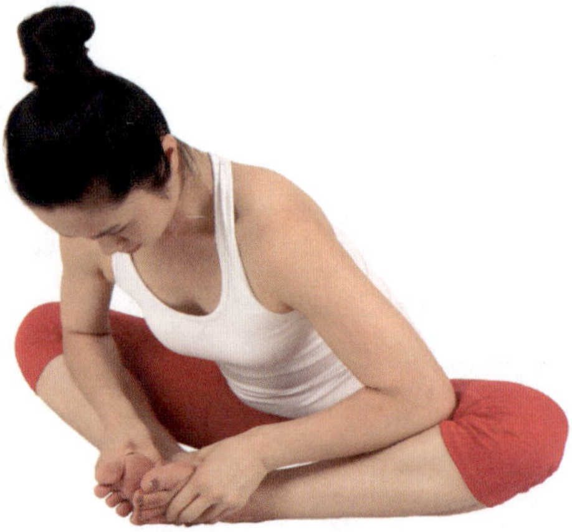

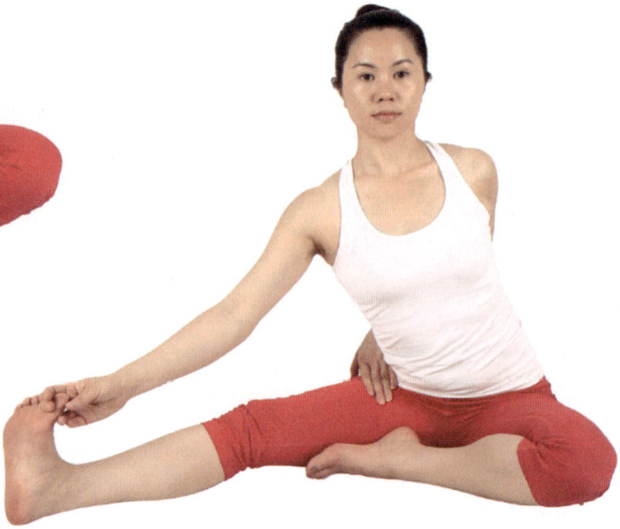

站姿小动作

站姿，身体挺直，双手放在骨盆上。将骨盆轮流往右侧及左侧外推，像钟摆一样左右晃动，不要太用力，慢慢重复 5 ~ 10 次即可。

做这一动作，要尽量保持上半身挺直不动，将注意力放在骨盆上，感觉整个骨盆确实在左右移动。可以帮助骨盆回正，放松紧绷的髋关节。

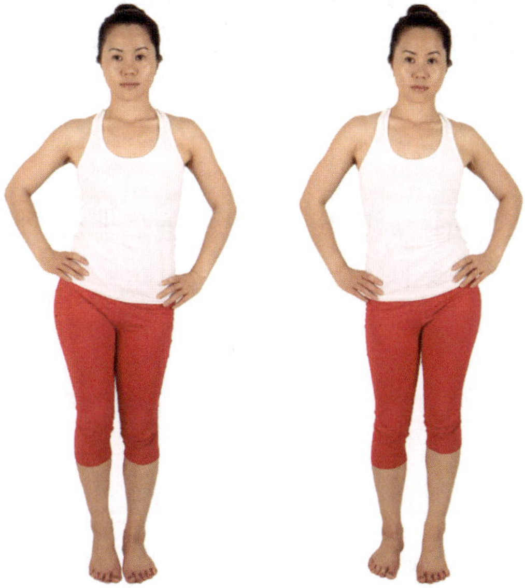

蹲起小动作

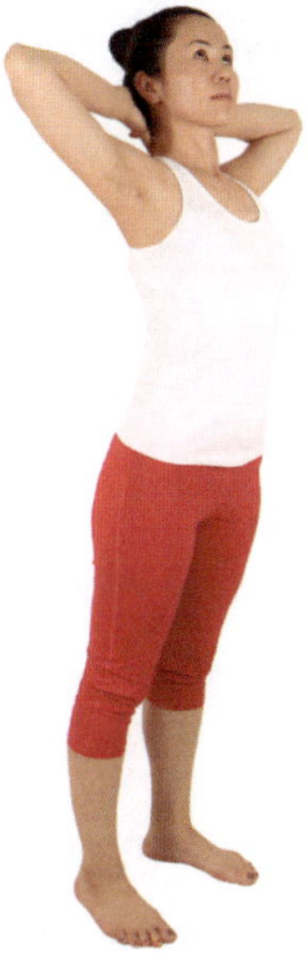

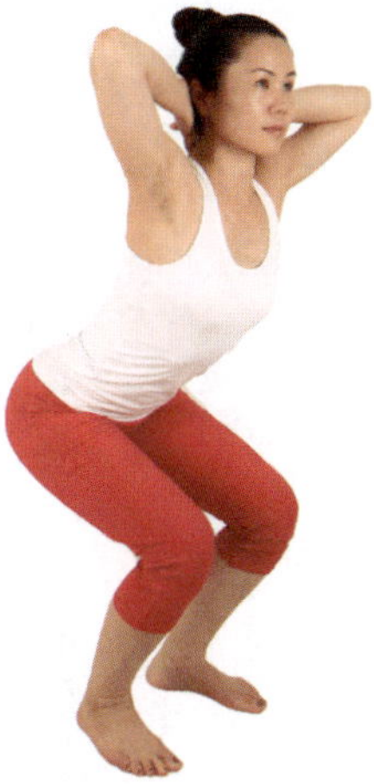

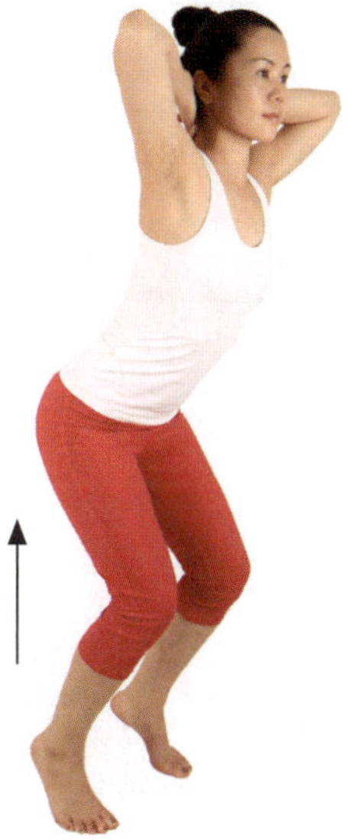

1 站姿，双脚分开略比肩宽，双手十指相交放于脑后，双腿挺直，吸气时背部向上伸展。

2 呼气，同时屈膝下蹲，尽量蹲至大腿与地面平行的位置。

3 吸气，同时双脚踮起，蹬地向上站起来，继续从动作 1 重复。可以正骨盆、瘦臀腹。

侧抬腿练腰腹肌肉，促进脂肪燃烧

此套动作可以锻炼腰腹部的肌肉，肌肉的增长有助于促进脂肪燃烧，塑造优美的身姿曲线。

1 身体侧躺，双腿收紧并拢在一起，双手自然撑在身前，上半身抬起。

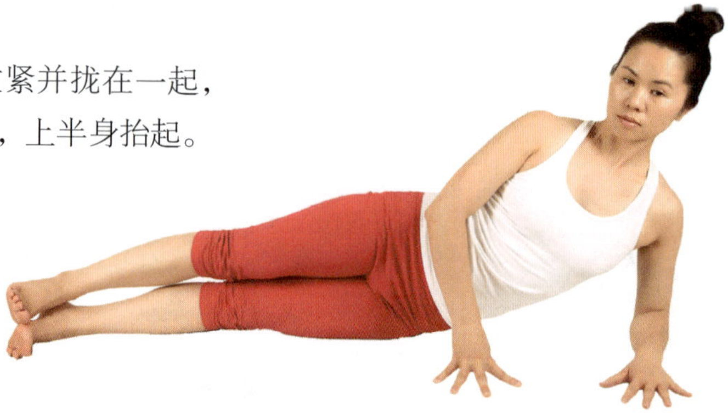

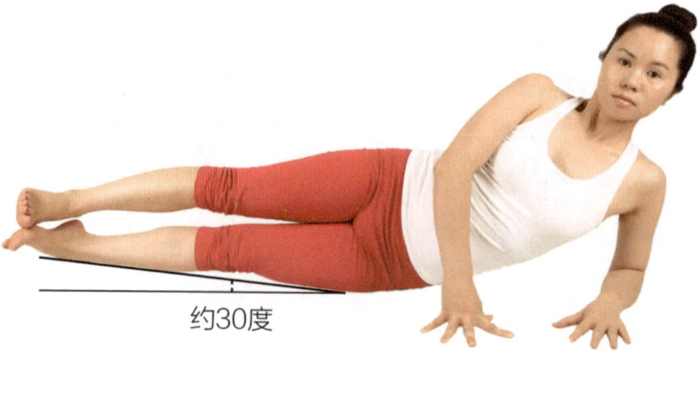

2 呼气，双腿保持并拢状态抬起，与地面成约 30 度角，吸气，还原。

3 换另一侧，重复动作。

一定要重点看

端正骨盆，加强骨质要先行

钙直接关系骨骼的健康，新妈妈在产后的骨盆恢复阶段要注重补钙加强骨质，促进骨盆恢复。

奶及奶制品补钙效果一流

牛奶钙的含量高达 85%，其所含的钙是容易吸收的乳钙质，而且牛奶中的乳糖、维生素 D 等都能促进钙的吸收，所以说牛奶中的钙在人体的吸收利用率极高，是人体补钙的最佳来源，其他食物难以比拟。

牛奶在补钙的同时，还可以提供优质蛋白质、脂肪、维生素 A 和锌等营养素，有助于新妈妈产后整体恢复。

牛奶中的好营养

脂肪：是脂溶性维生素A、维生素D、维生素E的载体，健身防病。

蛋白质：氨基酸组成接近人体需要，为优质蛋白质，极易被人体消化吸收，增强免疫力。

乳糖：牛奶中碳水化合物的主要形式是乳糖，可以促进钙等矿物质的吸收。

钙：牛奶是人体获取钙的最好来源，在人体吸收利用率高，促进骨骼健康、骨盆恢复。

不喝奶的人多选富含钙的食物巧补钙

大豆及豆制品中富含钙，可以促进骨骼健康，减少骨质流失，有助于预防骨质疏松。

绿叶菜的钙含量多在 50 ～ 180 毫克 /100 克，如小油菜、小白菜、芹菜等不但含钙，还含有大量的钾、镁，可减少钙的流失。但要注意，有的绿叶菜含较多草酸，可以焯水后烹调食用，以免影响钙吸收。绿叶菜中的维生素 K 是骨钙素的形成要素。

另外，坚果不但含有较多的钙，还含有铁、磷、镁、硒等矿物质，能增加骨密度，对补钙和健骨有事半功倍的效果。

虾皮补钙要注意去咸

虾皮含钙量很高，每 100 克中含近 1000 毫克钙，吃 25 克虾皮可以获得约 250 毫克钙。但是虾皮太咸，无意间容易摄入过多的盐，吃之前可以用温水泡 2 小时以上，再多次清洗后加入醋食用，以减少盐的摄入，加醋有利于钙的溶出。

补钙吸收率才是王道

补钙过程中要注意，吸收率才是王道，钙不是补得越多越好，而是吸收得越多越好。有时候虽然吃了很多高钙食物，但若遇到了钙的敌人，会被拦截，产生浪费，无法实现预期的效果，这个时候需要聪明避让。同样的，如果能在补钙的同时增加些能够帮助钙吸收的物质，如补充一定量的维生素 D 等，往往事半功倍。

马大夫温馨提醒

别再迷信骨头汤补钙

骨头汤其实不能补钙，骨头里面的钙不会轻易溶解出来。实验证明，在高压锅蒸煮2时之后，骨髓里面的脂肪纷纷浮出水面，但汤里面的钙仍是微乎其微。

因此单纯靠喝骨头汤绝对达不到补钙的目的。经检测证明：骨头汤里的钙含量极低，更缺少具有促进钙吸收的维生素D。如果非要用骨头汤补钙，那就加点醋，多多少少会溶出那么一点，不值得推荐。

✔

维生素 D
促进钙在骨骼的沉积，促进钙的吸收。推荐食物有蘑菇、海产品、鸡蛋等。

蛋白质
使钙能更好地被人体吸收。推荐食物有瘦肉、鱼、虾、鸡蛋等。

镁
使钙能更好地被人体吸收。推荐食物有杏仁、花生、紫菜、全麦制品等。

钾
防止钙流失，使骨骼更硬朗。推荐食物有香蕉、橙子、土豆、小米、绿豆等。

维生素 K
促进钙沉积到骨骼中，提高补钙效果。推荐食物有西蓝花、紫甘蓝等。

✘

钠
盐的摄入越多，尿中排出钙的量就越多。如咸菜、酱菜、腐乳、酸菜等，不宜多食。

磷
磷过多会降低钙的吸收利用率。如可乐等甜饮料、加工肉制品等，不宜多食。

饱和脂肪酸
影响钙的吸收。如肥肉、黄油等，不宜多食。

咖啡因
加速钙质的流失。如咖啡、巧克力、浓茶等，不宜多食。

每天来杯蔬果汁，帮助瘦腰腹

自主搭配蔬果食材打制不同口味的蔬果汁，不仅有瘦腰腹的作用，还是一个调节心情的有趣过程。蔬果汁最好现喝现打，如果长时间存放，有害菌极易侵入，易导致腐败变质，也容易让维生素流失，营养大打折扣，口味也会变差。

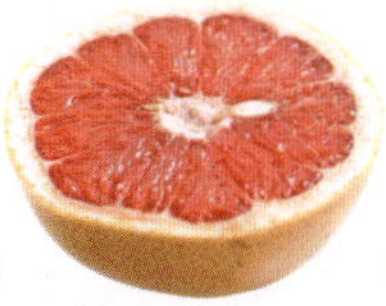

葡萄柚鳄梨汁

取100克葡萄柚果肉，半个鳄梨肉，10克番茄，均切成小块，再加少许柠檬汁和蜂蜜，加入适量饮用水搅打成汁即可。

葡萄柚是减肥圣品，其中的柠檬酸成分有助于提升新陈代谢，苦味的柠檬精油成分能活化酶，天然肌醇可以促进脂肪代谢。鳄梨中含有脂肪酶，和葡萄柚搭配有助于分解脂肪。而且鳄梨中含有丰富的维生素、钾，能滋润肌肤、消水肿。

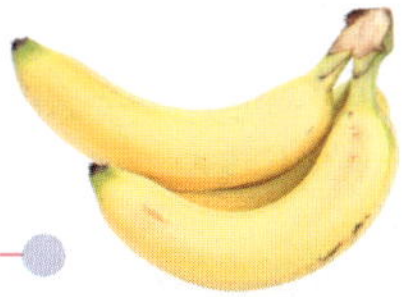

香蕉坚果汁

取1根香蕉肉和30克腰果，切碎，加2匙原味酸奶，一同放入榨汁机中，加入适量饮用水搅打成汁即可。

香蕉含有丰富的蛋白质分解酶，可以协助蛋白质的消化吸收，而且它含有一种物质，能帮助人脑产生5-羟色胺，促使人的心情变得愉快舒畅。腰果富含蛋白质和B族维生素，能迅速补充体力，和香蕉搭配榨蔬果汁，更容易饱腹。

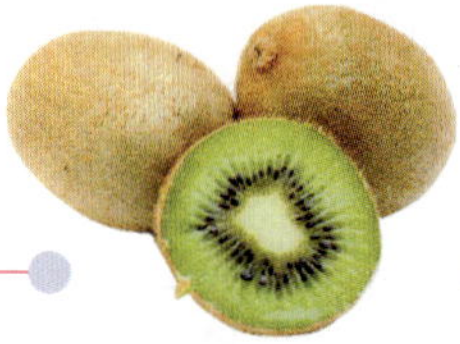

猕猴桃汁

取60克猕猴桃果肉和少许柠檬汁放入榨汁机中，加适量饮用水搅打成汁即可。

猕猴桃中的酶有整肠作用，可以促进消化，阻碍体内脂肪囤积，提高瘦身功效。同时，猕猴桃中含有丰富的维生素C，有很好的抗氧化作用。

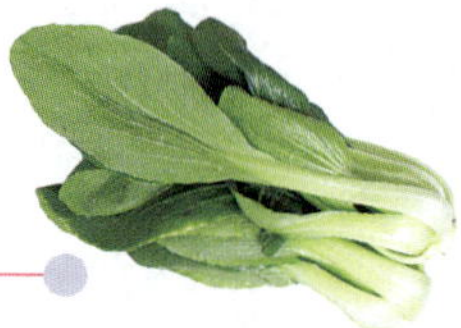

油菜苹果汁

取100克油菜洗净、略焯，80克苹果肉，30克鲜柠檬片，加适量蜂蜜一同放入榨汁机中，加入适量饮用水搅打成汁即可。

油菜富含维生素、矿物质，可以强化酶的活性，搭配苹果有助于提升代谢能力，且有美容与瘦身的双重效果。

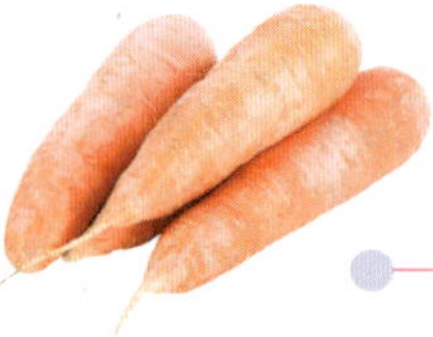

胡萝卜柳橙汁

取150克胡萝卜去皮、洗净、切丁、略焯，100克柳橙去皮、切丁，加适量冰糖一同放入榨汁机中，加入适量饮用水搅打成汁即可。

胡萝卜富含维生素、矿物质等营养成分，可强化代谢能力。因为胡萝卜水分较少，需要搭配富含汁水的水果，柳橙富含水分和维生素C，有助于提高免疫力。

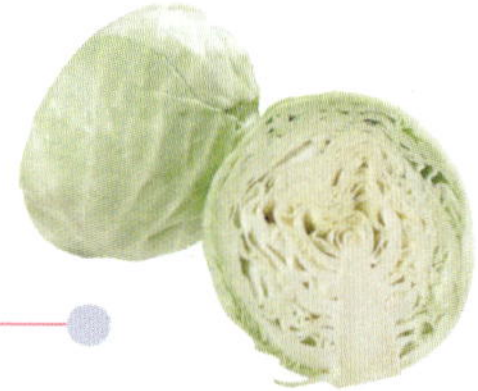

圆白菜柳橙汁

取60克圆白菜洗净、切片、略焯，30克西蓝花洗净、切块、略焯，1个柳橙肉去子、切块，一同放入榨汁机中，加入适量饮用水搅打成汁即可。

圆白菜富含维生素C、膳食纤维、钾，柳橙富含维生素C、水分。搭配榨汁有消脂瘦身、美容养颜的效果。

瑜伽球矫正骨盆操

此套动作可以锻炼骨盆和盆底肌，促进骨盆底肌弹性的恢复。要注意，在做第 1 组动作时，为了安全起见，可以在瑜伽球底部围一圈薄毯，以防瑜伽球乱跑。

第 1 组

坐在瑜伽球上，双腿分开比肩宽，双脚踩地，双臂水平伸展。然后，身体上下用力让瑜伽球上下弹跳，重复动作 30 次。

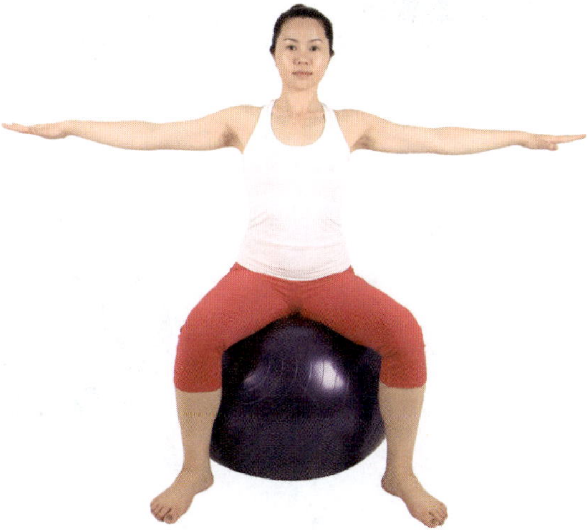

第 2 组

站姿，双腿分开略比肩宽，也可以双腿略屈膝，同时上半身保持挺直。双手持瑜伽球向前平举于胸前，慢慢向左转到最大限度后保持 15 秒，然后慢慢向右转到最大限度后保持 15 秒，还原到向前平举保持 15 秒，放下休息 10 秒再重复动作。左右交替各进行 5 ~ 10 次。

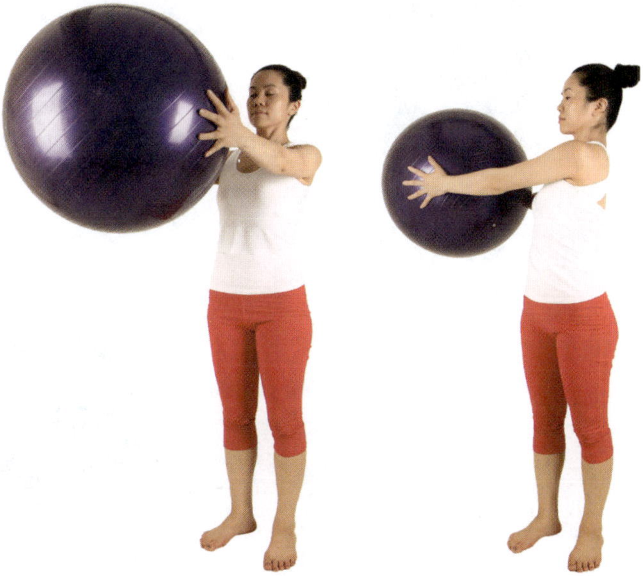

第3组

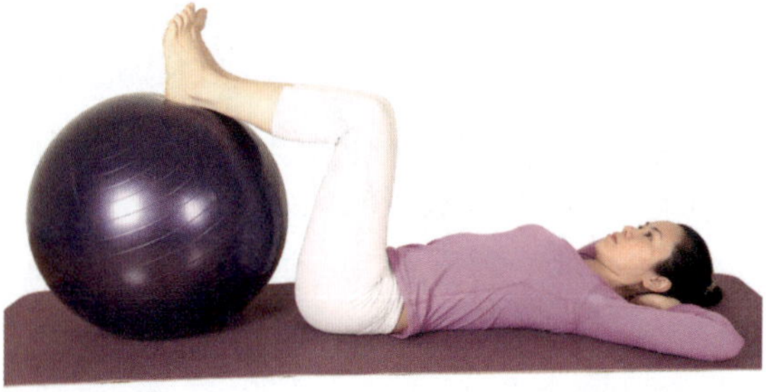

1 仰卧，双手枕在脑后，双腿放在瑜伽球上，调整呼吸。

2 吸气，同时臀部抬起，保持5秒。呼气，放松。

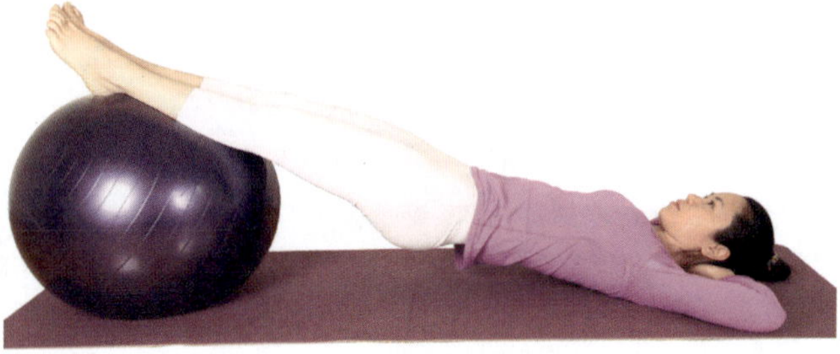

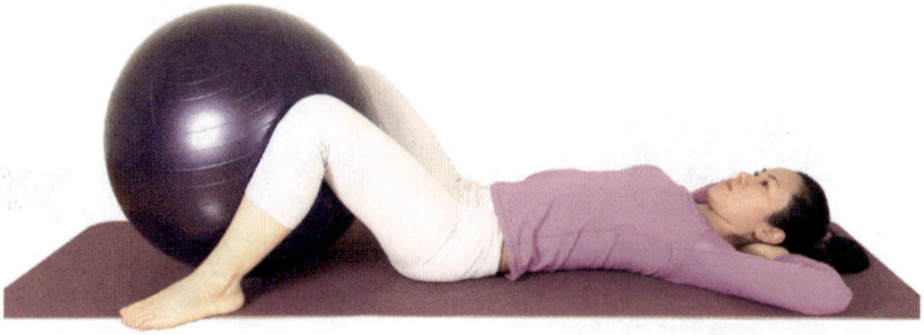

3 分开双腿，用膝盖夹紧瑜伽球，且收缩肛门，重复10次。

4 上身抬起，保持5秒，再放松平躺。

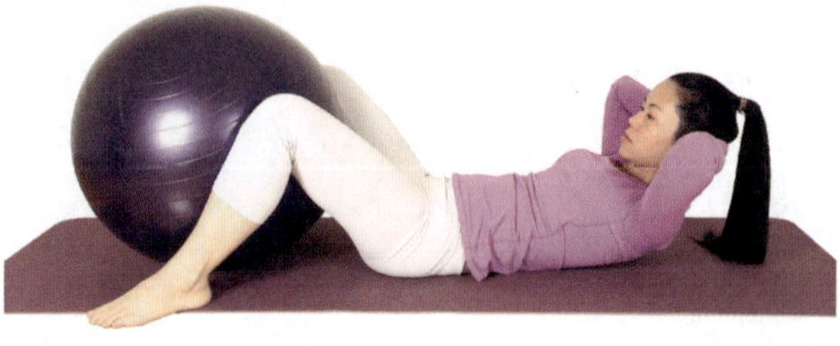

每天 10 分钟运动操

屈膝卷腹

1 平躺，双腿伸直，双手自然伸直放在身体两侧，吸气，双腿同时慢慢屈膝抬起，保持小腿水平。

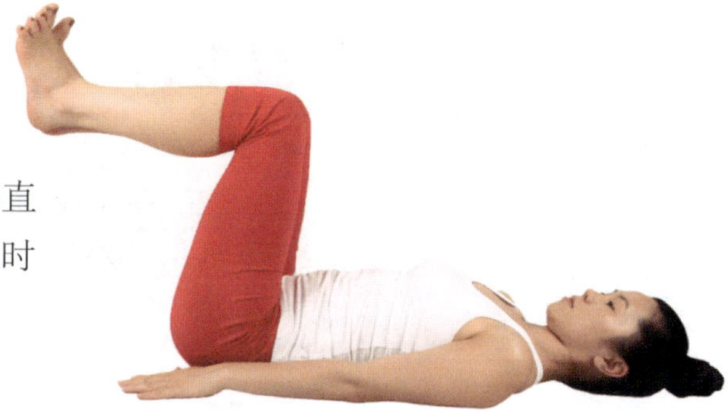

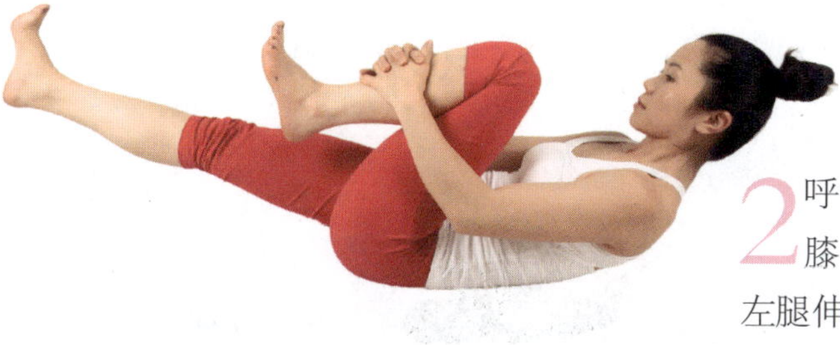

2 呼气，上半身微抬起，双手抱左膝，右腿伸直。再呼气，抱右膝，左腿伸直，重复动作 10 ~ 20 次。

侧弯腰摸脚跟

1 平躺，屈膝并拢，双脚分开与髋同宽，双臂自然放在身体两侧。

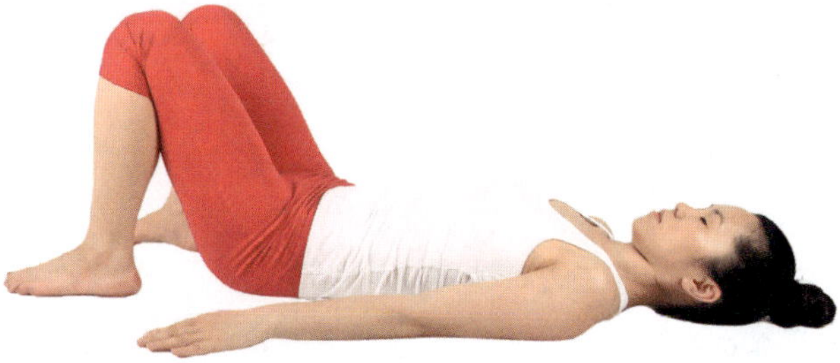

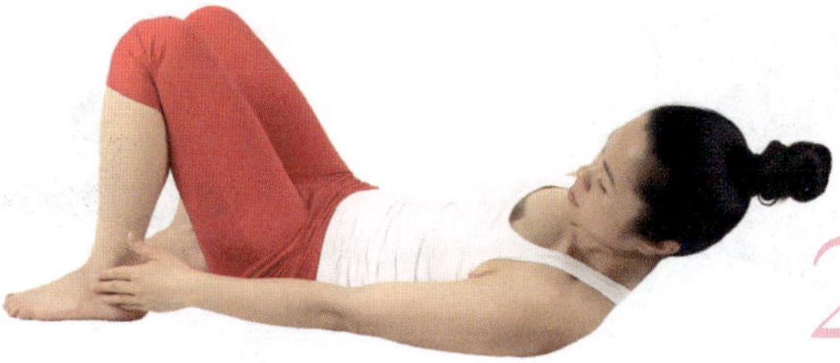

2 吸气，用左手去触摸左脚跟，背部抬起，呼气，回到平躺姿势；吸气，用右手去触摸右脚跟，背部抬起，呼气，回到平躺姿势。重复动作 5 ~ 10 次。

仰卧扭转

1 仰卧屈膝，双脚踩在瑜伽垫上，双臂自然放在身体两侧。

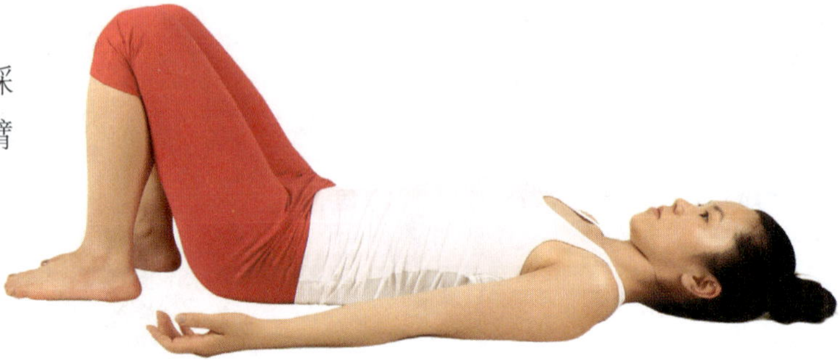

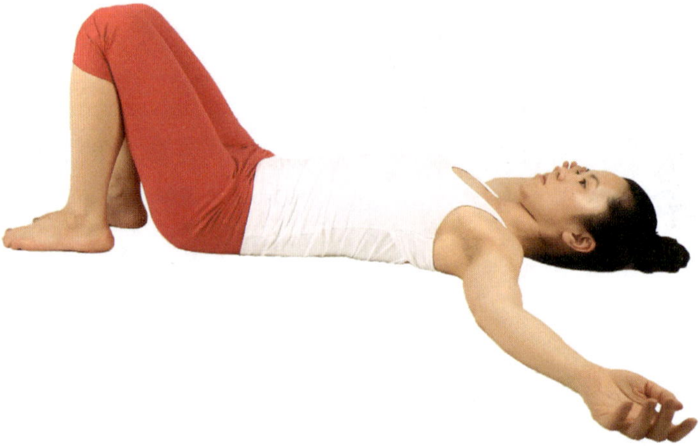

2 双臂慢慢展开，臀部微微抬起，左右移动。

3 双膝倒向左边，左手自然放在腿弯处，头扭向右边看右手，保持 20 秒。

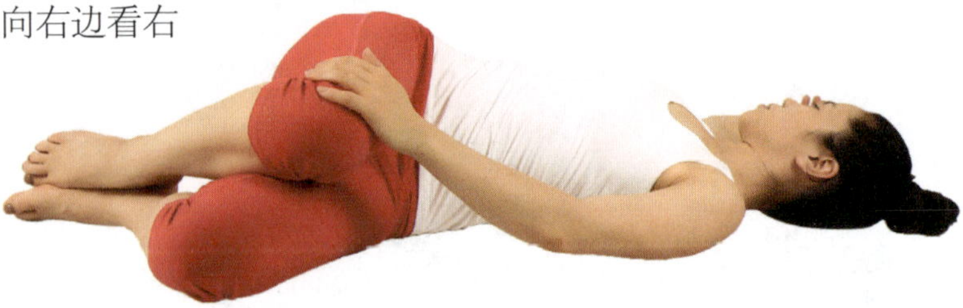

4 反方向重复动作。

Part 9

产后肌肤护理，做时尚靓妈

孕期随着胎儿的成长，造成分娩后腹部皮肤松弛、下垂，出现很难消除的妊娠纹。同时，分娩时气血的消耗容易让肌肤变得暗沉无光泽。所以，产后肌肤护理也是产后恢复不能忽视的一环。

肌肤的基础护理

不同类型皮肤的护理

1

干性皮肤

1.面部干燥、无光泽，有紧绷感或脱皮现象。易生细小皱纹，对外界刺激敏感。
2.很少有面疱、黑头或白头粉刺等。
3.毛孔几乎看不出来。
需要缓和皮肤的紧绷感，补充皮肤所需的水分和滋养成分，减轻脱皮现象。

2

中性皮肤

1.面部平时感觉很清爽，既不油腻也不干燥，滋润而富有弹性。
2.对外界刺激不敏感，既无明显脱屑，也无粉刺疙瘩。
3.毛孔细小，皮肤细腻。
中性皮肤是最好的皮肤状态，只需维持水油平衡，适当补充养分，就可以使肌肤保持细腻光滑。

3

油性皮肤

1.面部油腻感重，需要经常除油。对外界刺激不敏感。
2.经常会有面疱、黑头或白头粉刺等。
3.毛孔粗大、明显。
油性皮肤往往是由于水油失衡造成的，首要工作就是补水，同时注意清洁肌肤。

4

混合性皮肤

1.面部T区（前额区、鼻部、下颌）呈油性状态。
2.眼周、面颊及颈部呈干性或中性状态。
不同的部位有不同的护理方法，较油的部位要控油，干燥的部分要经常补水和滋养。

正确洁面

正确的洁面方法不仅能充分发挥洗面奶的功效，而且让毛孔畅通无阻，利于护肤品的吸收，为保持润泽肌肤打下良好的基础。

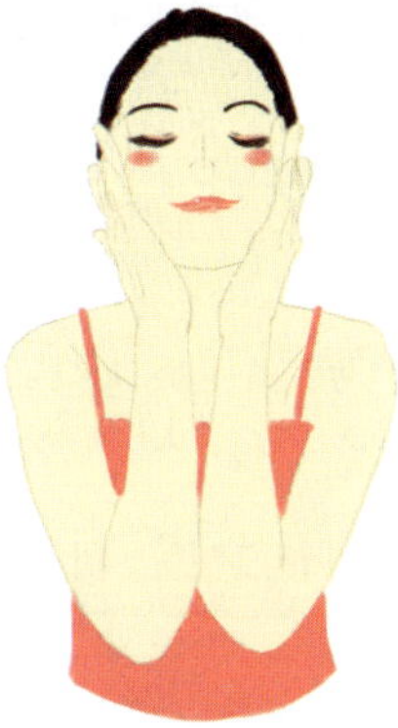

1 温湿脸部：用适中的温水先润湿脸部，这样既能保证毛孔充分张开，又不会过分丢失皮肤的天然保湿油分。

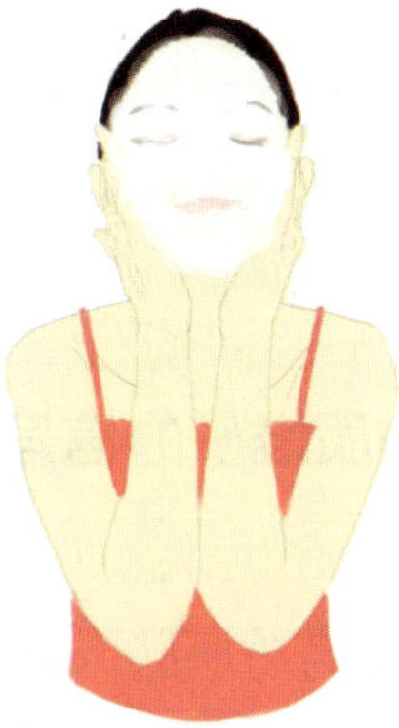

2 充分揉开洗面奶，全脸按摩：取硬币大小的洗面奶，在手心充分揉搓出泡沫。把泡沫涂在脸上后打圈按摩，照顾到额头、眼窝、T字区、下巴、两颊，让泡沫遍布整个脸部。按摩15下左右，由下而上，从里到外，沿着肌肤纹理，用力均衡。不要太用力，避免产生皱纹。

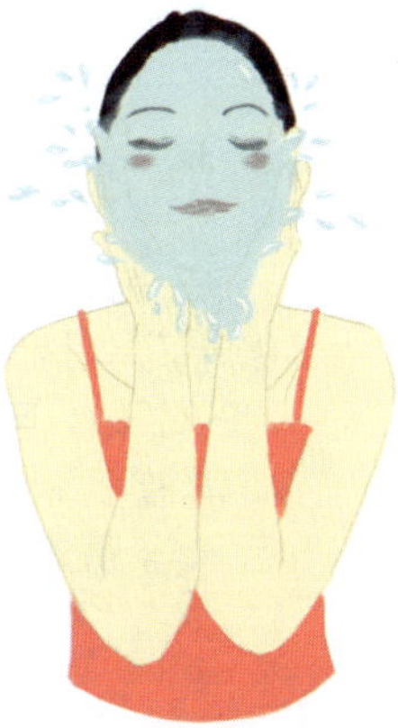

3 冲洗干净：用清水反复冲洗几次，彻底清除泡沫。不要使劲揉搓，那样会让毛孔变得粗大。

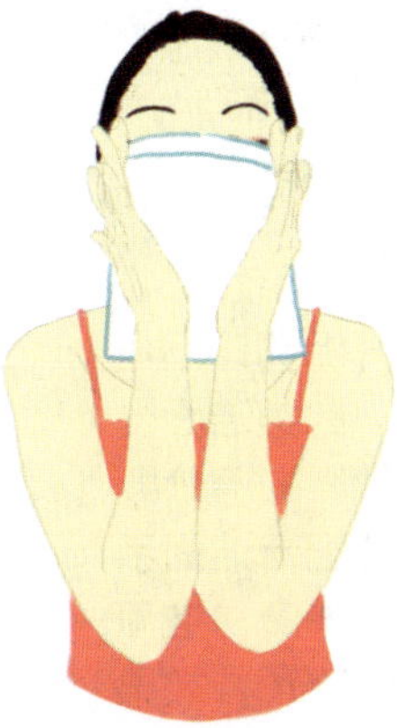

4 冷水拍脸：双手捧起冷水撩洗脸部20下左右，并且用浸过凉水的毛巾敷脸，可以收缩毛孔，促进脸部血液循环。

定期去角质

角质层过厚会影响皮肤的通透性和对护肤品中营养物质的吸收，但正常的角质层是肌肤必需的保护层，不仅可抵御外界伤害，又负责锁住肌肤水分。适度去角质可以促进皮肤的新陈代谢，提升护肤品的功效，帮助改善肌肤。

红豆妈经验谈

去角质不能太频繁，否则会造成肌肤损伤。肌肤新陈代谢的循环更新周期大概是4周，因此建议一个月做一次去角质的工作就可以了。

老废角质堆积的信号

1. 清晨洗完脸并涂抹上面霜之后，感觉很长一段时间之内，护肤品都停留在肌肤表面而没有被肌肤快速吸收。

2. 肌肤看起来有些暗沉，而且手感也不平滑、略粗糙。

出现这些情况，就说明肌肤已经有老废角质堆积，造成了肌肤的负担。这时就需要果断采取措施，去除肌肤表面的老废角质，让肌肤重新呼吸。而且，不仅面部肌肤需要去角质，全身肌肤都需要定期去角质，选择时要分清面部去角质产品和全身去角质产品。

去角质护肤品的选择

去角质洁面乳

可以每天使用，有助于打开毛孔让旧角质浮上来，此类洁面乳大多含有细微的磨砂颗粒，一定要配合洁面手法，如打圈按摩，洁面时间可稍微延长，效果更好。

清洁面膜

可以选择火山泥或者海藻泥之类，可以软化剥落老化的角质，同时还能为新鲜角质补充水分和养分。但是要注意敷到八成干时就应洗掉，然后用化妆水和滋润的面霜补水。

精华液

一般精华液都有软化角质，让肌肤更新换代的效果。但是去角质精华液受紫外线照射后，容易对肌肤产生轻微刺激，所以最好晚上用。

科学补水

缺水，会带来一系列皮肤问题，如皮肤易过敏，易生皱纹、长痘，暗淡无光泽等，即使五官精致，缺水的皮肤也会让漂亮的外观大打折扣，“饮水、亲水、锁水、养水”四步配合才能真正给肌肤补水。

第一步：饮水

饮水是补水的基础，是指用饮食的方式给肌肤补充水分。皮肤干燥缺少水分只是缺水的表面现象，根本原因是身体皮肤细胞缺水。所以，给肌肤补充水分的最有效方式是给身体补足 8 杯水（1600 毫升左右），每天喝足水，让肌肤感受到从内而外的滋润，皮肤才会水润有弹性。

第二步：亲水

亲水是说通过对皮肤的护理，由外而内给皮肤滋润，以达到护肤的目的，这是补水的最直接方式。亲水的主要方式是通过润肤水、面膜、精华液等护肤品来增加皮肤的含水量，改善肤质。这种方式往往能取得立竿见影的效果。

☆**化妆水：**
直接向皮肤补水，调节脸部肌肤酸碱平衡。
☆**爽肤水：**
控油性好，适合春夏使用。
☆**紧肤水：**
收缩毛孔，适合春夏使用。
☆**柔肤水：**
柔滑去角质，适合秋冬使用。
☆**精华液：**
为肌肤提供胶原蛋白、维生素、果酸等活性物质。
☆**面膜：**
促进面部血液循环，让肌肤更好地吸收护肤品中的有效成分和水分。

第三步：锁水

干燥的环境会让皮肤发干，这是因为肌肤中的水分被过分蒸发而造成的。锁水的目的就是通过护肤品把水分锁在肌肤的表面，减少水分流失，给肌肤带来湿润环境，让肌肤更舒适。

第四步：养水

用食疗等方式调养身体，改善体质，让补充的水分更好地被吸收，从而让肌肤更水嫩、更有光泽。

一定要重点看

补充肌肤所需营养素

膳食纤维

常吃富含膳食纤维的食物，可以促进肠道蠕动，排出毒素与体内垃圾，使肌肤变得白皙红润。同时，有助于防止脂肪堆积，达到减肥瘦身，特别是瘦腰腹的目的。

食物来源

蔬果类	水果类	谷豆类
南瓜	苹果	糙米
红薯	西瓜	薏米
菠菜	梨	玉米
芹菜	橙子	红豆
韭菜	菠萝	黑豆

维生素 A

当维生素 A 摄入充足时，人体上皮组织细胞中糖蛋白的生物合成旺盛，黏液分泌充足，肌肤就会变得嫩滑细腻，对改善肤色也有一定作用。植物性食物中含有的胡萝卜素进入人体后可以转变为维生素 A。

食物来源

蔬果类	肉类	水产类	其他类
胡萝卜	牛肉	鳗鱼	鱼肝油
南瓜	猪肉	鳝鱼	鸡蛋
红薯	羊肝	虾	牛奶
辣椒	猪肝	蛤蜊	
菠菜	鸡肝	小鱼干	
猕猴桃		虾皮	
火龙果		牡蛎	

维生素 B_2

维生素 B_2 也叫核黄素，它能够参与细胞的氧化，帮助人体更好地吸收食物中的营养物质，维持肌肤的健康状态。

食物来源

蔬果类	谷豆类	肉蛋奶类	其他类
青椒	燕麦	牛奶	酵母
菠菜	小米	牛肉	鱼子
小白菜	玉米	猪肉	泥鳅
香菇	糙米	猪肝	
豆芽	黄豆	鸡肝	
花生	绿豆	鸡蛋	
猕猴桃		鸭蛋	

维生素 C

维生素 C 可以抗氧化，抑制色素沉着，保持皮肤白嫩；能增加毛细血管的致密性，使皮肤细腻有光泽。

食物来源

蔬菜类	水果类
西蓝花	樱桃
苦瓜	鲜枣
白菜	猕猴桃
青椒	草莓
胡萝卜	柠檬
	橙子

维生素 E

维生素 E 有滋润皮肤、维持皮肤水分、减少面部皱纹、预防皮肤干燥、减少色素沉着、延缓皮肤过早衰老的作用。

食物来源

坚果类	植物油
花生	大豆油
核桃	花生油
松子	玉米油
榛子	香油
腰果	

锌

锌有维护肌肤黏膜弹性、韧性、疏密度的作用，能使皮肤细嫩、柔滑、有光泽。

食物来源

肉类	水产类
牛肉	牡蛎
猪肉	扇贝
猪肝	蛤蜊
兔肉	
鸡肉	

促使肌肤复原的脸部按摩

每天抽出几分钟时间做下脸部按摩操，可以有效提拉面部肌肤，使面部线条紧致，让产后妈妈看起来青春洋溢。

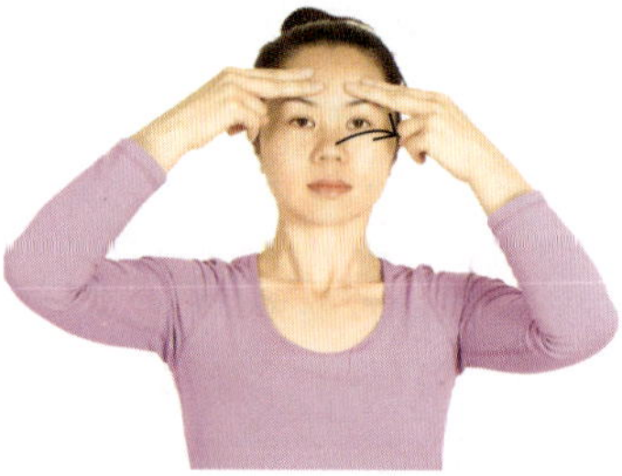

1 双手压在两侧眉峰上，右手静止不动，左手以画圆圈的方式从左眉峰向左耳按摩，反复按摩 2 分钟，再按另一侧。

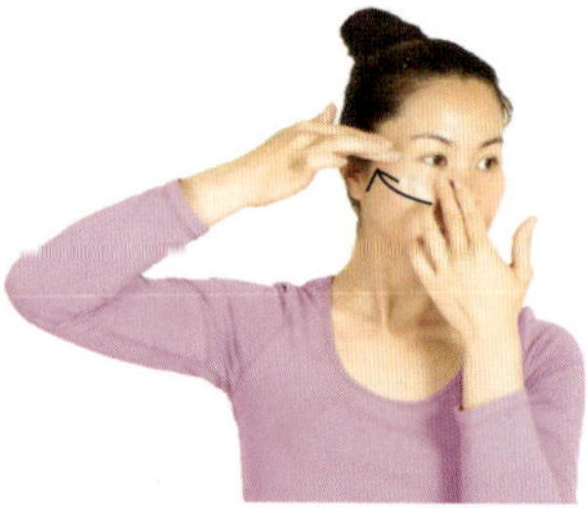

2 双手放在眼角下方，左手静止不动，右手由眼睛下方往太阳穴方向做提拉运动，最后着重按压太阳穴，反复按摩 2 分钟，再按另一侧。

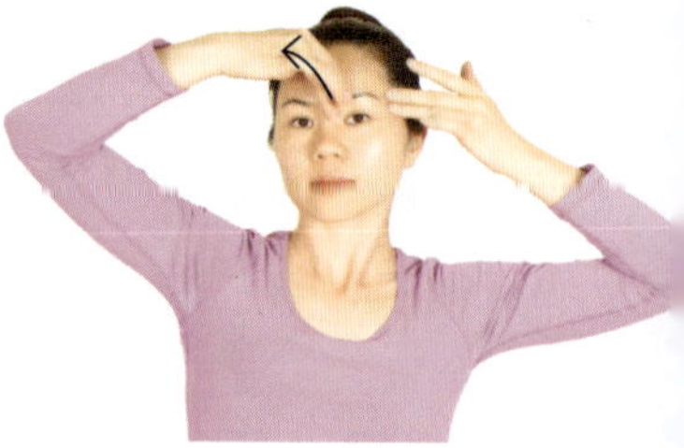

3 左手按压在眼角处静止不动，右手向额头方向提拉按摩，反复按摩 2 分钟，再按另一侧。

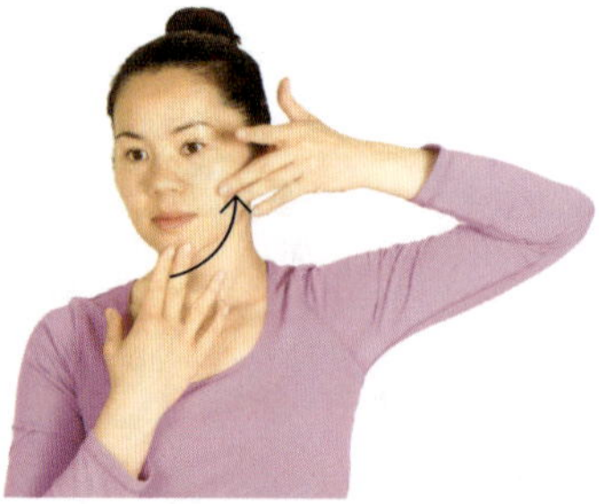

4 将右手放于下巴处，左手由下巴处向太阳穴以及耳朵方向进行提拉按摩，反复按摩 2 分钟，再按另一侧。

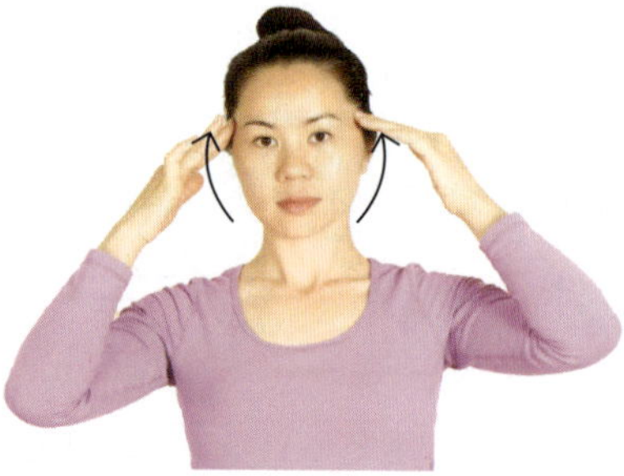

5 双手指腹按压两侧太阳穴以及耳朵的周围，缓缓向上提拉按摩。

预防妊娠纹，别让它影响产后肌肤美

妊娠纹也是产后妈妈美丽肌肤的一大杀手。妊娠纹是随着子宫增大，腹壁或者大腿部皮肤张力过大而形成的裂纹，非常考验肌肤的弹性。肌肤有弹性的妈妈，孕期可能不会出现妊娠纹或妊娠纹较少；肌肤弹性不好的妈妈，产后就会留下永久的妊娠纹。妊娠纹一旦较深较多，很难彻底去除，所以在孕期4个月左右就要进行预防直到产后。

控制体重增长，补充蛋白质、维生素

孕期体重增长过快或超重，皮下组织被过分撑开导致肌肤中胶原蛋白纤维断裂，就容易产生妊娠纹。所以孕期只要保证胎宝宝营养需求,均衡饮食就好，并不是一味大补，避免体重激增。产后也应该重视合理进食，不过分进补而导致肥胖。可以侧重补充一些富含蛋白质和维生素的食物以增加肌肤弹性，如三文鱼、西蓝花、番茄、草莓等。

产后适当运动

产后新妈妈适当运动，有助于控制体重、增加肌肤弹性。同时还有助于调节心情，改善产后抑郁等。散步、照顾宝宝、做力所能及的家务都是运动，也可以跟专业的教练做一些安全适宜的产后修复操。

肌肤按摩

适当按摩容易堆积脂肪、产生妊娠纹的部位，如腰腹、大腿内外侧、臀部，可以促进血液循环，增加肌肤中胶原蛋白纤维弹性，按摩时可以配合一些含天然成分、孕妇专用的精油或者按摩霜，增强效果。

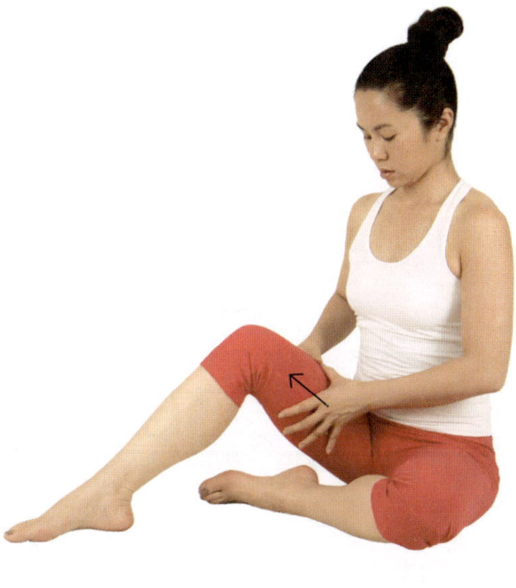

剖宫产后疤痕，即使不能完全消除也要精心护理

剖宫产手术后的疤痕虽然说是妈妈的“勋章”，但也会影响爱美妈妈的心情。剖宫产手术后伤疤很难完全消除，如果新妈妈是疤痕体质，或者肤色较深，那么产后明显留疤的概率会更大，但是如果产后精心护理，疤痕会随着时间推移慢慢变淡。

一般情况，剖宫产妈妈手术伤口结疤 2 ~ 3 周后，会出现疤痕增生现象，这时伤口会发红、发紫，逐渐变硬甚至凸出肌肤表面，会持续 3 ~ 6 个月，然后伤疤会逐渐变平、变软，颜色变成暗褐色，会有痛、痒的感觉，特别是在出汗或天气变化时感觉更强烈，最后痛痒会逐渐消失，随着时间的推移疤痕颜色也会逐渐变浅。

日常护理要从细节入手

1 保持伤口及周围肌肤的清洁、干燥，夏季出汗多时要随时擦净汗液，避免汗水浸渍、刺激伤口。

2 冬季注重保暖，避免伤口受冻，确保血液通畅，有助于平复疤痕。

3 避免阳光长时间直射疤痕，防止紫外线刺激导致色素沉着使疤痕颜色加深。

4 疤痕发痒时，不要用手抓挠或用衣服摩擦，避免引起结缔组织炎性反应，使刺痒加剧。

日常饮食忌辛辣和重味食物

辛辣和重口味食物会刺激色素沉着，不仅使疤痕处瘙痒、疼痛，还会使疤痕颜色加重。

马大夫温馨提醒

不要过早揭掉痂

伤口刚结痂时会又痒又难看，有的新妈妈忍受不了就把痂揭掉，但是可能会把真皮组织直接撕掉，对刚愈合的伤口造成极大刺激，让疤痕更明显。

滋养肌肤离不开的汤汤水水

薏米雪梨粥

材料 薏米、大米各50克，雪梨1个。

做法

1. 薏米淘洗干净，用清水浸泡4小时；大米淘洗干净；雪梨洗净，去皮和蒂，除核，切丁。
2. 锅置火上，放入薏米、大米和适量清水大火煮沸，转小火煮至米粒熟烂，放入雪梨丁煮沸即可。

功效

薏米富含维生素E，常食可使皮肤细腻、有光泽；雪梨可滋阴润燥。产后新妈妈食用有助于美白肌肤、滋阴润燥。

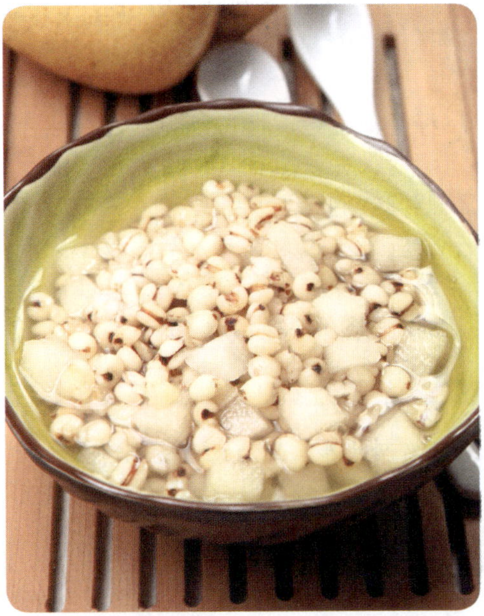

番茄土豆汤

材料 番茄、土豆各150克。

调料 葱花、盐各适量。

做法

1. 土豆去皮，洗净，切小丁；番茄洗净，去皮、去蒂，切块。
2. 锅中倒少许油烧热，加葱花炒出香味，放入土豆丁翻炒均匀，加适量清水煮至土豆丁八成熟，倒入番茄块继续煮至土豆熟透，用盐调味即可。

功效

番茄含维生素C和番茄红素，具有很强的抗氧化活性，能够清除自由基，延缓衰老、美容润肤，特别适合产后新妈妈护肤美颜。

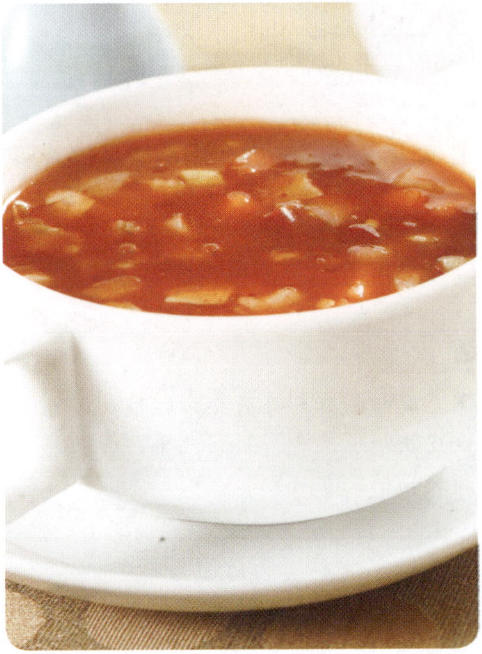

百合双豆甜汤

材料 绿豆、红豆各50克，鲜百合80克。

调料 冰糖适量。

做法

1. 绿豆、红豆浸泡一晚，洗净；百合掰片，洗净。
2. 把泡好的绿豆、红豆放入锅内，加适量清水大火煮开，然后改小火煮至豆子软烂，再放入百合和冰糖稍煮片刻，搅拌均匀即可。

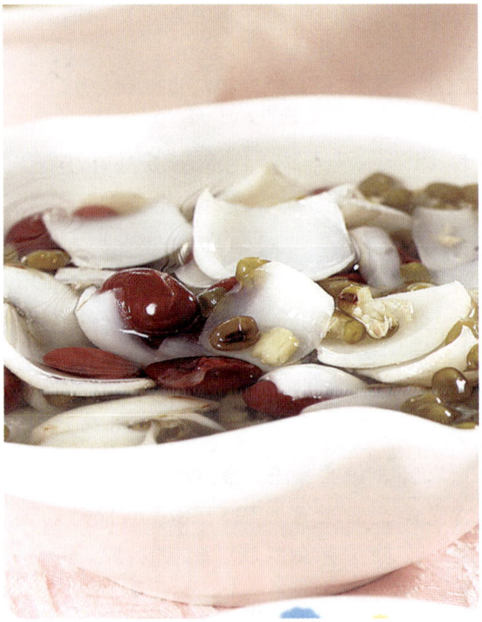

功效

红豆有润肤养颜的功效，还能通乳、消水肿，绿豆可以清热解毒，百合对皮肤细胞新陈代谢有益。

黑芝麻南瓜汁

材料 南瓜200克，熟黑芝麻25克。

做法

1. 南瓜洗净，去瓤，切小块，放入蒸锅中蒸熟，去皮，凉凉备用。
2. 将南瓜块和熟黑芝麻放入榨汁机中，加入适量饮用水搅打均匀即可。

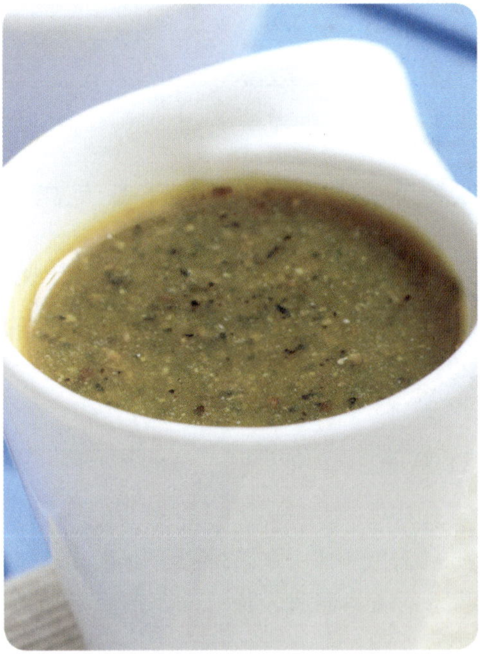

功效

黑芝麻和南瓜都具有养血的功效，可以令皮肤细腻光滑、红润光泽，帮助产后新妈妈护肤。

天然本草面膜自然又健康

白芷绿豆粉保湿面膜

材料 绿豆粉 15 克，白芷粉 10 克，蜂蜜、牛奶各适量。

做法 将绿豆粉与白芷粉放入面膜碗中混合均匀，加牛奶、蜂蜜后搅拌均匀即可。每周可使用 1 ~ 2 次。

功效

保湿润泽肌肤，控制油脂分泌，令肌肤润白。

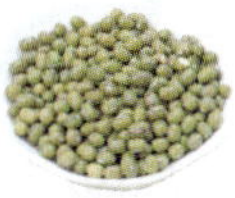
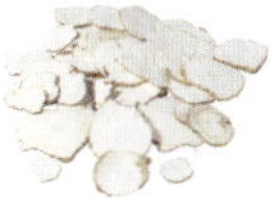
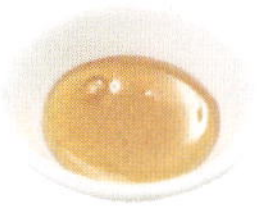

三白面膜

材料 白芷、白及各 5 克，茯苓 10 克，芦荟鲜汁、蜂蜜各适量。

做法 白芷、茯苓、白及研磨成粉末，加入蜂蜜、芦荟鲜汁搅拌均匀即可。每周可使用 1 ~ 2 次。

功效

此款面膜能够起到柔嫩肌肤、美白滋润的作用。

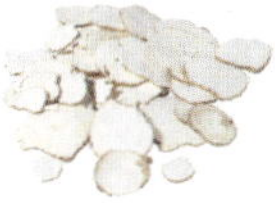

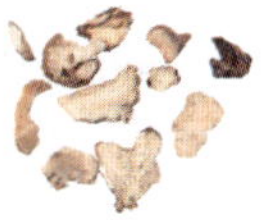

白术米醋祛斑面膜

材料 白术 15 克，米醋适量。

做法 将白术、米醋放入锅中用小火熬煮至沸腾。冷却后，用无菌滤布滤掉药渣，留取汁液，浸透面膜纸敷面。每周可使用 1 ~ 2 次，敏感肌肤不适用。

功效

此款面膜能减少黑色素沉着，使皮肤白皙、透亮。

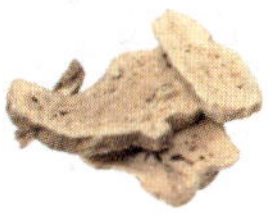

淮山牛奶美白面膜

材料 淮山药粉 20 克，牛奶适量。

做法 将淮山药粉倒入面膜碗中，加适量牛奶，搅拌成糊状。每周可使用 2 ~ 3 次。

功效

此款面膜能够抑制黑色素的形成，对晒斑有一定的缓解作用，并能防止皮肤老化松弛。

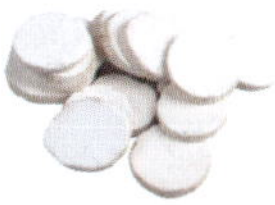
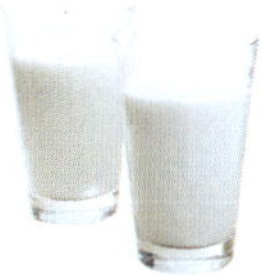

保持肌肤弹性的穴位按摩

血液循环和新陈代谢减弱时，肌肤会变得粗糙，并因缺水而下垂。有规律地坚持按摩印堂穴、听宫穴、涌泉穴，可以促进肌肤的新陈代谢，使肌肤紧致而有弹性。

印堂穴

两眉头连线的中点，稍稍向上一点的凹陷处即印堂穴。

用中指或无名指点按印堂穴 10 秒放松，重复 5 次。有助于增进额部血液循环，消除额部皱纹及紧张感。

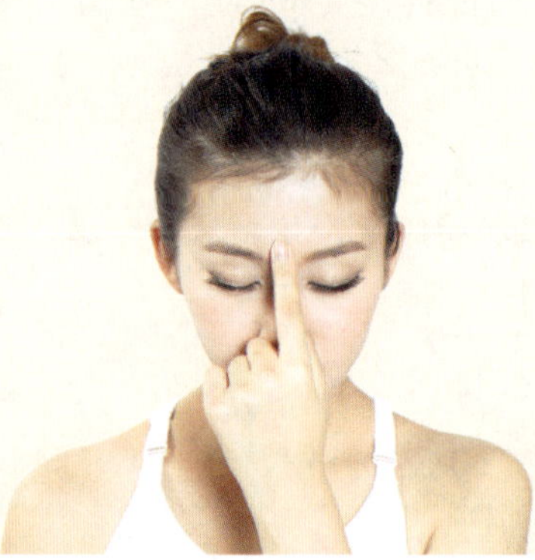

听宫穴

耳屏正中的前方，张开嘴巴时的凹陷处即听宫穴。

用食指指腹向上按揉听宫穴 1 ～ 3 分钟。可以促进皮肤新陈代谢，提升、紧致下巴周围的皮肤。

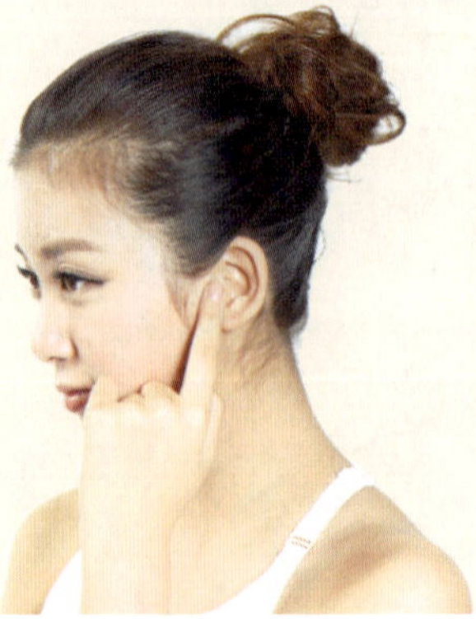

涌泉穴

抬起脚，脚趾屈曲，足底最凹陷处即涌泉穴。

用拇指指腹推擦涌泉穴 1 ～ 3 分钟至发热为止。有助于改善肾功能，促进激素分泌，安神促眠，使皮肤保持弹性。

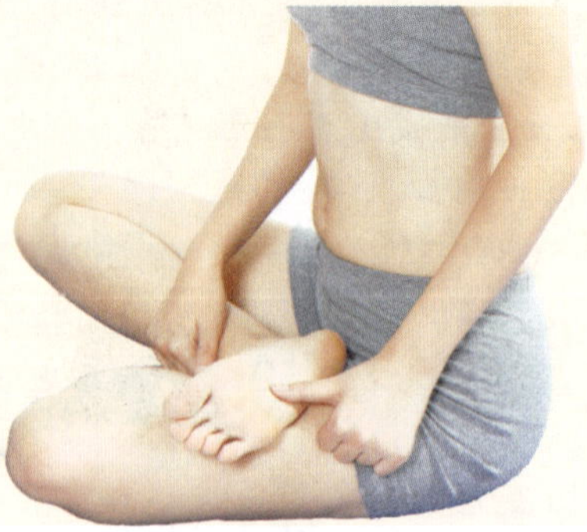